看護管理者が理解したい

病院経営
図解キーワード

60

工藤 潤

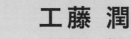

Office.21・代表／鳳凰会グループ看護本部・本部長
（認定看護管理者）

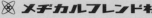

メヂカルフレンド社

はじめに

　2000年に看護部長に就任した当初は、看護管理とは何かよくわからず、悩みながら日々の仕事をしていました。2002年に認定看護管理者教育のサードレベルのカリキュラムが大きく変わり、受講した際には、「起業できる」「経営ができる」看護管理者が求められていたように思います。

　当時、看護部長として経営的な視点で業務を行うには、知識不足でよくわからないのが実情でした。経営について専門的な人から教わっていましたが、基本的な知識がないため、理解が難しかったのでしょう。

　その後、一般企業の経営を含めて大学で学ぶ機会を得て、病院の経営には医療・看護現場を理解している看護職がもっと参画するべきだと思いました。一般企業と病院に違いはなく、企業の一員として、管理者ではない看護職にも経営参画できるようになってほしい。他の医療職は、診療報酬に目を向け、各専門的な医療を提供してどのくらいの収益を得ることができるのかを把握していることが多いのです。病院内で経営状況の情報が共有されていないこともありますが、看護職が経営に関する知識を持っていれば、病院全体での共有がもっと進むかもしれません。

この本は、専門的な経営の本というよりも、イメージができるようになり、経営参画に活用するための入門書となります。看護管理者や目指す方、認定看護管理者教育を受講する方にもお勧めです。

　財務諸表などで使われる用語を理解し、日頃の業務でモノが欲しい、買ってほしいときに、モノを買うとどこに計上され、どのように処理されていくのかなど、カネの動きがイメージできること、生まれるカネと消えていくカネから経営を理解することが必要です。そして、病院の機能を知る経営指標から、どのように経営参画すれば病院経営に影響できるかを考えるためには、経営指標を知ることから始まります。

　すべての用語を理解する必要はなく、イメージすることでも十分です。経営に関する各項目の数字も、正確に覚えていなくても、大まかな数字で覚えておくことで十分でしょう。最初に数字の上がった・下がったが見えてくると、その後にはどうして上がったのか・下がったのかを考えることで、日頃の業務の中でも経営を意識できるようになると思います。

　経営に関わる用語や数字の意味を理解するなど、経営が苦手という思いから脱却できるためのツールとして、この本が活用されれば幸いです。

2024年6月　工藤 潤

目 次

Part

3 病院の機能性を分析する
——病院機能を知ることが経営の第一歩

表紙・本文フォーマットデザイン/ こまゐ図考室、本文図表/ 明昌堂、DTP/ 明昌堂

Part

1

病院の財務状態を分析する
—— 財務状態を把握し、病院経営の安全性を知る

01 損益計算書（P/L）

そんえきけいさんしょ

病院の収支を一目で把握！損益計算書

重要度 ★★★　　　　難しさ ★★★

損益計算書とは

「Profit and Loss Statement」の略称である「P/L」とも呼ばれ、一定期間における病院の収益、費用、利益を表す重要な財務諸表です。この計算書は、病院の経営活動の成績表とも言えるもので、以下の情報を得ることができます。

- 収益：病院が一定期間に獲得したお金の総額
- 費用：病院が一定期間に支出したお金の総額
- 利益：収益から費用を差し引いた残額

損益計算書（例）

費用の部		収益の部	
科目	金額	科目	金額
事業費用		**事業収益**	
医業費用		医業収益	
給与費	00000	入院収益	00000
材料費	00000	外来収益	00000
委託費	00000	その他医業収益	00000
経費	00000	医業外収益	
減価償却費	00000	受取利息配当金	00000
研究研修費	00000	補助金	00000
医業外費用		患者外給食収益	00000
支払利息	00000	その他医業外収益	00000
患者外給食材料費	00000	**特別利益**	
雑損失	00000	固定資産売却益	00000
特別損失		長期前受金払戻	00000
固定資産売却損	00000	過年度損益修正益	00000
過年度損益修正損	00000		
合　　計	00000	合　　計	00000

2

損益計算書の活用

損益計算書を分析することで、以下のことがわかります。

収益性の評価

医業利益率、経常利益率、当期純利益率などを算出し、病院の収益性を評価できます。

費用構造の把握

材料費率、人件費率、委託費率などを算出し、病院の費用構造を把握できます。

経営課題の特定

収益性や費用構造の分析結果から、病院経営の課題を特定し、改善策を検討できます。

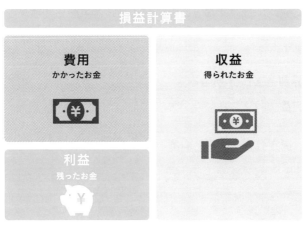

損益計算書**とは…**

一定期間における病院の収益、費用、利益を表す

損益計算書
費用 かかったお金
収益 得られたお金
利益 残ったお金

損益分岐点について知ろう

▌ 損益分岐点とは

病院の収入と支出が同じになる時の売上高のことを指します。この点を超えて売上高が増加すれば利益が出始め（黒字）、反対に下回ると損失が発生します（赤字）。

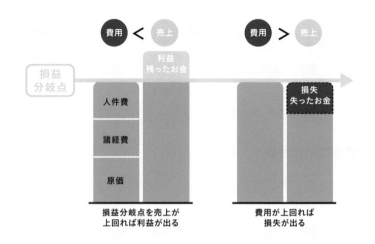

病院経営において利益を得るためには、売上高を増やすか、費用を減らす必要があります。費用は、売上高に関係なく発生する固定費と、売上高に応じて変動する変動費の2種類に分類されます。

▌ 限界利益と限界利益率

限界利益

売上高から変動費を差し引いた金額を指します。この限界利益は、固定費を回収し、利益を生み出すために重要な指標となります。

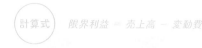

計算式　限界利益 ＝ 売上高 － 変動費

限界利益率

売上高に対する限界利益の割合を示します。この率を用いることで、売上高の変化が利益にどの程度影響を与えるかを把握できます。

計算式　限界利益率 ＝ 限界利益 ÷ 売上高

損益分岐点の計算と改善策

限界利益率がわかれば、損益分岐点を計算することができます。

計算式　損益分岐点 ＝ 固定費 ÷ 限界利益率

損益分岐点を下回って損失を出さないためには、以下のような方策が考えられます。

変動費の削減
材料費や外注費などの変動費を見直し、効率化を図る。
固定費の削減
人件費や設備維持費などの固定費を適正な水準に管理する。
売上高の増加
新たな医療サービスの導入や、患者数の増加により売上高を伸ばす。

特に固定費は、限界利益に大きな影響を与えるため、適正な水準に管理することが重要です。ただし、固定費の削減は容易ではなく、病院経営における大きな課題の一つといえます。

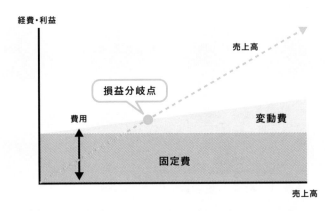

02 貸借対照表（B/S）

病院の財政状態を一目で把握！貸借対照表の読み方

重要度 ★★★　　　　難しさ ★★★

貸借対照表（B/S）とは

　病院の財政状態を表す重要な財務諸表の一つです（表）。「Balance Sheet」の略である「B/S」とも呼ばれ、ある一定時点における病院の資産、負債、純資産の残高を表しています。

　貸借対照表の基本的な関係は以下の通りです。

計算式

資産（病院が保有する財産）

＝負債（病院が借りている借金）＋純資産（病院が保有する資産）

貸借対照表から読み取れる情報

　貸借対照表から、病院の財務状況を把握するために、以下のような点を見ることができます。

資産と負債・純資産のバランス

　資産と負債・純資産が一致していることを確認することで、病院の財産とその調達方法のバランスを見極めることができます。

負債と純資産の割合

　負債の割合が多く、純資産の割合が少ない場合、病院は借金（他人資

本）に依存した経営を行っていることを示しています。これは、経営の安定性が低いことを意味します。一方、負債の割合が少なすぎる場合は、事業活動が消極的になっている可能性があります。

貸借対照表（例）

資産の部		負債の部	
流動資産		流動負債	
現金預金	00000	支払手形	00000
医業未収金	00000	買掛金	00000
たな卸資産	00000	短期借入金	00000
その他	00000	固定負債	
固定資産		長期借入金	00000
建物	00000	負債合計	00000
土地	00000		
備品	00000	純資産の部	
その他	00000		
		資本金	00000
		利益余剰金	00000
		純資産合計	00000
資産合計	00000	負債純資産合計	00000

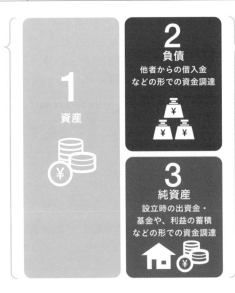

医療法人は活動を行うため、入手した資金により医療機器等を購入する。貸借対照表の左側は、調達した資金をどのように運用しているのかを示す。

医療法人が活動を行うためには、資金が必要。貸借対照表の右下は、事業を行うための元手がどのくらいかを示す。

1　資産
現金及び預金、事業未収金、たな卸資産、建物、医療用器械備品、ソフトウェアなど
2　負債
買掛金、借入金、未払金 など
3　純資産
基金、資本剰余金、利益剰余金など

03 資産
（し さん）

病院の資産を適切に把握

重要度 ★★★　　　難しさ ★★★

病院の資産について

　資産は、病院の財政状態を表す貸借対照表に記載されており、大きく以下に分類されます。

流動資産

　現金や預金、医業未収金、有価証券など、1年以内に現金化が可能な資産を指します。

固定資産

- 有形固定資産：建物、構築物、医療用器械備品、土地など、物理的な形を持つ資産を指します。
- 無形固定資産：物理的な形態を持たない資産で、借地権、ソフトウェア、特許権などが含まれます。

資産

流動資産	固定資産
1年以内に現金化が可能な資産	1年を超えて使用するもの ● 有形固定資産 ● 無形固定資産　など

その他の資産

その他の資産は、長期的な投資や貸付金など、上記の分類に当てはまらない資産を指します。

貸借対照表に記載されている項目を理解することで、日常業務と病院経営の関連性を把握することができます。

流動資産の主な項目とその意味

- 現金：現金そのものに加え、小切手、手形、郵便為替証書など、現金と同等の価値を持つ項目が含まれます。
- 預金：契約期間が1年未満の各種預金や貯金が含まれます。
- 医業未収金：患者が支払うべき医療費のうち、まだ支払われていない金額を指します。
- 未収金：医業収益以外の収益に対する未収入金（手形債権を含む）の金額を指します。
- 有価証券：売買目的で保有する国債、地方債、株式、社債などが含まれます。
- 医薬品、診療材料、給食用材料、貯蔵品：年度末時点での在庫の金銭的価値を指します。
- 前渡金、前払費用：材料購入代金や修繕代金の前渡金、火災保険料や賃借料の未経過部分などが含まれます。
- 未収収益：会計期末までに得られるはずの収益のうち、まだ支払請求を行えない金額を指します。
- 短期貸付金、役員従業員短期貸付金、他会計短期貸付金：1年以内に回収可能な貸付金が含まれます。
- その他の流動資産：立替金、仮払金など、他の科目に属さない1年以内に回収可能な金額を指します。
- 貸倒引当金：未収金や貸付金などのうち、回収不能と見込まれる金額に対する引当額を指します。

固定資産の主な項目とその意味

有形固定資産

- 建物：病院事業に使用される建物（診療棟、病棟、管理棟、職員宿舎）及び付属設備（電気、空調、冷暖房、昇降機、給排水など）が含まれます。
- 構築物：建物以外の人工物で、土地に定着しているもの（貯水池、門、塀、舗装道路、緑化施設など）が含まれます。
- 医療用器械備品：医療用の器械、器具、備品などが含まれます。ファイナンス・リース契約によるものも含まれます。
- その他器械備品：医療用以外の器械、器具、備品などが含まれます。ファイナンス・リース契約によるものも含まれます。
- 車両及び船舶：救急車、検診用のレントゲン車、その他の自動車、船舶などが含まれます。ファイナンス・リース契約によるものも含まれます。
- 放射性同位元素：診療用の放射性同位元素が含まれます。
- その他の有形固定資産：立木竹など、他の科目に属さないものが含まれます。
- 土地：病院の事業活動に使用される土地が含まれます。
- 建設仮勘定：有形固定資産の建設、拡張、改造工事などが未完成の場合、稼動するまでに発生する請負前渡金や、建設用材料などの買入代金などが含まれます。
- 減価償却累計額：土地及び建設仮勘定以外の有形固定資産について、購入してから積み上げてきた減価償却費の累計金額が含まれます。

無形固定資産

- 借地権：建物の所有を目的とする地上権及び賃借権など、借地借家法上の借地権で取得した金額が含まれます。
- ソフトウェア：コンピュータなどの電子機器に搭載されるソフトウェアに関する費用が含まれます。

11

● その他の無形固定資産：電話加入権、給湯権、特許権など、他の科目に属さないものが含まれます。

その他の資産

● 有価証券：国債、地方債、株式、社債、証券投資信託の受益証券などのうち、満期保有目的の債券、その他有価証券及び市場価格のない有価証券が含まれます。
● 長期貸付金：金銭消費貸借契約などに基づく外部への貸付取引のうち、1年を超えて受取期限が到来する金額が含まれます。
● 役員従業員長期貸付金：従業員などに対する貸付金のうち、1年を超えて受取期限が到来する金額が含まれます。
● 他会計長期貸付金：本部などに対する貸付金のうち、当初の契約において1年を超えて受取期限が到来する金額が含まれます。
● 長期前払費用：決算日から1年を超えて費用化される、継続的な取引に対する前払分の未経過分の金額が含まれます。
● その他の固定資産：関係団体に対する出資金、差入保証金など、他の科目に属さないものが含まれます。
● 貸倒引当金：長期貸付金などの金銭債権について、回収不能となる見込金額が含まれます。

04 負債

病院の負債を適切に管理し、健全な運営を

重要度 ★★★　　　難しさ ★★★

負債とは

流動負債と固定負債に分類されます。流動負債は1年以内に返済期限が到来する債務であり、固定負債は1年を超えて返済期限が到来する債務です。

貸借対照表に記載されている負債の項目を理解することで、病院の資金調達の状況や、返済義務のある債務の内容を把握することができます。

負債の主な項目とその意味

流動負債

- 買掛金：医薬品、診療材料、給食用材料など、資産に属するたな卸金額のうち未払となっている金額が含まれます。
- 支払手形：一定期間後に現金化できる手形による返済金額が含まれます。ただし、金融手形は短期借入金又は長期借入金に含まれます。
- 未払金：器械、備品などの償却資産や医業費用などに対する未払となっている債務が含まれます。
- 短期借入金：公庫、事業団、金融機関などの外部からの借入金のうち、1年以内に返済期限が到達するものが含まれます。
- 役員従業員短期借入金：従業員などからの借入金のうち、1年以内に返済期限が到達するものが含まれます。
- 他会計短期借入金：本部などからの借入金のうち、1年以内に返済期限が到達するものが含まれます。

13

- 未払費用：賃金、支払利息、賃借料など、継続的な役務給付取引において既に給付は受けているが、会計期末までにその支払債務が確定されていない金額が含まれます。
- 前受金：医業収益の前受された金額、これに準ずる前受された金額が含まれます。
- 預り金：入院時の一時預り金など、従業員以外から一時的に預かっている金額で、いつかは払わなくてはいけない義務があります。
- 従業員預り金：源泉徴収税額及び社会保険料などの徴収額の預り金額など従業員から一時的に預かっている金額が含まれます。
- 前受収益：受取利息や賃貸料など継続的な取引における前受分のうち未経過分の金額が含まれます。
- 賞与引当金：支給対象期間に定期的に支給する従業員賞与に係る引当金額が含まれます。
- その他の流動負債：仮受金など他に属さない債務等で、1年以内に返済期限が到達するものが含まれます。

固定負債

- 長期借入金：公庫、事業団、金融機関など外部からの借入金のうち、1年を超えて返済期限が到達するものが含まれます。
- 役員従業員長期借入金：役員、従業員などからの借入金のうち、1年を超えて返済期限が到達するものが含まれます。
- 他会計長期借入金：他会計、本部などからの借入金のうち、1年を超えて返済期限が到達するものが含まれます。

負債

流動負債	固定負債
1年以内に返済期限が到来するもの	1年を超えて返済期限が到来するもの

- 長期未払金：器械、器具、備品などファイナンス・リース契約によるものも含まれた償却資産に対する未払債務のうち、1年を超えて返済期限が到達するものが含まれます。
- 退職給付引当金：退職金の給付に係る会計基準に基づき、将来的に支払われる退職給付に備えて引当てられた金額が含まれます。
- 長期前受補助金：施設整備に対する補助金により取得した償却資産に対する見返りとして起こす金額で、減価償却をしていない残高対応額が含まれます。
- その他の固定負債：他の科目に属さない債務などのうち、1年を超えて返済期限が到達するものが含まれます。

Column

純資産とは

　純資産は資本であり、資産から負債を差し引いたもので、病院内に蓄積されたお金になります。病院の場合には株式会社とは違うので出資金や利益余剰金などが含まれます。出資金に関しては病院が拠出した金額であり、利益余剰金は病院が得た利益の総額になります。

　純資産は、ある意味家庭でいう貯金額であるため、総資産に対する割合が大きければ大きいほど経営的には安定が確保できます。今後の投資や事業拡大においても体力を温存しておくことは重要になり、将来的な経営の安定性や成長性においても重要な項目になります。

05 キャッシュ・フロー計算書（C/F）

キャッシュ・フロー計算書で病院の資金の流れを把握！

重要度 ★★★　　　　難しさ ★★★

キャッシュ・フロー計算書とは

　「Cash Flow Statement」の略称である「C/F」とも呼ばれ、一定期間における病院の現金収支の状況を表す重要な財務諸表です。損益計算書が経営の成績を表すのに対し、キャッシュ・フロー計算書は実際のお金の流れを表します。

　病院の医療事業では、医療材料や医薬品などの購入に代金を支払い、医療サービスの提供によってお金を受け取るというサイクルが存在します。貸借対照表や損益計算書には様々な会計上のルールがありますが、キャッシュ・フロー計算書は、このような現金の流れを把握するために役立ちます。

　キャッシュ・フロー計算書は、実際に入ってきた金額をキャッシュ・イン、支出となった金額をキャッシュ・アウトとして扱います。その差額がキャッシュ・フローになります。

計算式　　キャッシュ・フロー＝キャッシュ・イン－キャッシュ・アウト

キャッシュ・フロー計算書（例）

Ⅰ　事業活動によるキャッシュ・フロー	
医業収入	000000
医療材料仕入支出	000000
給与費支出	000000
設備関係費支出	000000
受取利息・受取配当金受取額	000000
棚卸資産の増減額	▲ 000000
その他	000000
法人税の支払い額	000000
Ⅱ　投資活動によるキャッシュ・フロー	
有価証券などの増減額等	000000
Ⅲ　財務活動によるキャッシュ・フロー	
短期借入金の増減額	▲ 000000
長期借入金の増減額	000000

キャッシュ・フロー計算書は、大きく3つの区分に分けられます。

事業活動によるキャッシュ・フロー

病院における事業活動は、主に医業が中心となります。医業収入から人件費、材料費、委託費などの支出を差し引いた金額が、営業活動によるキャッシュ・フローになります。医業によりプラスになることが望ましい経営であり、本業でどのくらいの医業利益が生まれているかが重要です。

各キャッシュ・フローの関係

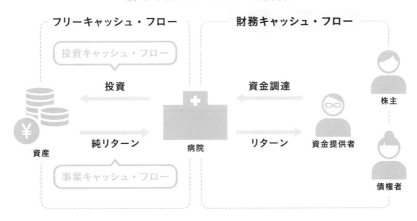

投資活動によるキャッシュ・フロー

病院では、固定資産の購入や売却などが繰り返し行われることは少ないかもしれません。また、有価証券の購入・売却など、投資活動が大きなキャッシュ・フローになることも少ないと考えられます。

財務活動によるキャッシュ・フロー

財務活動には、病院運営のための資金調達として、銀行からの借入や返済などが含まれます。施設設備の購入に係る長期借入や返済、賞与などの支払いに対する短期借入の返済など、借入金の増減から返済状況を把握することができます。

キャッシュ・フロー計算書の意義

キャッシュ・フロー計算書は、実際の現金の収入や支出に基づいて作成されます。一方、貸借対照表や損益計算書は、発生ベースで考えることが基本となっています。

病院のお金の収入や支出がわかりやすいため、キャッシュ・フロー計算書は、現場にとってはわかりやすい指標になります。この計算書を活用することで、月々の収入の目標設定、固定費の見直し、変動費の大きな増加がないようにするための目安としても役立ちます。

キャッシュ・フロー計算書を理解することで、病院の資金の流れを正確に把握できるでしょう。特に、医業におけるキャッシュ・フローの増減を常にモニタリングしておくことは、病院経営において必要不可欠です。

Part

2

病院の収益性を分析する
—— 病院機能から収益性と生産性の関連を読み解く

06 病院の経営について計算するために必要な数字

様々な数字を把握することからスタート

重要度 ★★★   難しさ ★

計算するために必要な数字

以下は、主要な病院経営指標を計算するために必要な数字の一覧です。これらの数字を正確に把握し、指標を算出することが、病院経営の改善につながります。

医業利益　　　　　＝【　　　　　　　　】円

医業収益　　　　　＝【　　　　　　　　】円

入院診療収益　　　＝【　　　　　　　　】円

室料差額等収益　　＝【　　　　　　　　】円

経常利益　　　　　＝【　　　　　　　　】円

経常収益　　　　　＝【　　　　　　　　】円

医療材料費　　　　＝【　　　　　　　　】円

医薬品費　　　　　＝【　　　　　　　　】円

人件費　　　　　　＝【　　　　　　　　】円

委託費　　　　　　＝【　　　　　　】円

減価償却費　　　　＝【　　　　　　】円

経費　　　　　　　＝【　　　　　　】円

許可病床数　　　　＝【　　　　　　】床

1日平均在院患者数　＝【　　　　　　】人

1日平均外来患者数　＝【　　　　　　】人

在院患者延べ数　　＝【　　　　　　】人

外来患者延べ数　　＝【　　　　　　】人

新入院患者数　　　＝【　　　　　　】人

退院患者数　　　　＝【　　　　　　】人

従業員数　　　　　＝【　　　　　　】人

各職種従業員数　　＝【　　　　　　】人

初診患者数　　　　＝【　　　　　　】人

紹介患者数　　　　＝【　　　　　　】人

逆紹介患者数　　　＝【　　　　　　】人

07 医業利益

（いぎょうりえき）

病院経営の最大の目標！これが１番の目標

重要度　★★★　　　　難しさ　★★

医業利益とは

病院の本業である医療サービスの提供による収益性を表す重要な指標です。医業利益は、以下の式で計算されます。

計算式　医業利益＝医業収益－医業費用

医業収益

医業収益は、病院の本業である医療行為によって発生した売上高を指します。

医業費用

医業費用は、医業収益を得るために必要な費用を指します。医業費用には、材料費、人件費、委託費、設備関係費、経費などが含まれます。

実際の病院経営においては、本業の医療で医業費用以上の医業収益を確保でき、利益がどのくらいあるのかが重要なポイントになります。

医業利益の現状

　医業利益は、病院の本業である医療で得られた利益になります。しかし、多くの病院で医業利益が得られず、赤字の病院が多く存在します。「2023年病院経営定期調査」においても、赤字の病院が増え、赤字幅が拡大しているのが現状です。病院の医業利益に直結する1日1人当たりの入院単価は上昇している傾向はありますが、入院患者延べ数が全体的に減少しており、平均在院日数の短縮が診療報酬においても厳しくなっている状況から、病院機能における経営指標を活用し、本業である医療サービスを提供することで利益を生み出すことができる経営を目指していくことが理想になります。

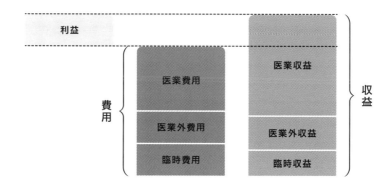

08 経常利益

他力の収益によって得た利益

重要度 ★★★   難しさ ★★

経常利益とは

医業収益の他に本業以外から得られた収益から費用を差し引いた金額が経常利益になります。

計算式 医業収益 + 医業外収益−（医業費用−医業外費用）＝経常利益

経常利益は、最終的な病院の損益になり、利息の支払いなどを含めて利益が出ているのかがわかります。病院と銀行などとの関係にとっては重要な数値にはなります。近年の補助金制度は特例であるため、これからは医業利益がどのくらい得られるのかが重要になってきます。

医業外収益

医業外収益の中では、国や自治体などから得られた補助金も含まれています。新型コロナウイルス感染症の影響で、2020 年からは補助金の金額によって経常利益を確保できた病院も少なくありませんでした。

しかし、補助金の制度が利用できなくなることで、経常利益が確保できない病院が年々増えているのが現状です。

09 医業収益

病院の本業は医業！そこから得た売上

重要度 ★★★　　　　難しさ ★★

医業収益とは

本業である医療を提供して得た金額を指します。主に、入院診療収益、室料差額収益、外来診療収益、保健予防活動収益、受託検査・施設利用収益、およびその他の医業収益などに区分されます。

入院診療収益の重要性

病院の医業収益の大半は、一般病院、療養型病院のどちらにおいても入院診療収益が占めているため、この収益が病院経営に大きな影響を与えます。

外来診療収益の位置づけ

もちろん、外来診療収益も経営的には大きな影響を受けますが、国の方針として、200床以上の病院では医師の業務負担軽減やかかりつけ医の推進などもあり、大きく収益を伸ばそうという経営目標にはなりません。

外来機能の把握の必要性

しかし、外来機能を把握するために、各医師の救急患者数、紹介患者数、初診患者数、再診患者数などの数値から経営への影響を把握することも必要です。

10 入院診療収益

にゅういんしんりょうしゅうえき

病院の命運を左右。病床効率とサービス加算がカギ

重要度 ★★★　　　難しさ ★

入院診療収益とは

入院患者の診療や療養に関連する収益です。これには患者窓口負担金や各支払機関への請求分が含まれます。

各支払機関

病院では以下から入院診療収益を得ます。

- 医療保険
- 公費負担医療
- 公害医療
- 労災保険
- 自動車損害賠償責任保険
- 自費診療
- 介護保険

経営への影響

病院の医業収益の大部分は、一般病院でも療養型病院でも、入院診療収益によって占められています。この収益は病院経営に大きく影響を与えます。

入院診療収益を増加させることは病院経営に大きな影響を与え、経営が安定していればそれを維持することが重要です。

入院診療収益に影響を与える数字

病床数・病床稼働率

　病床稼働率（p.92）の変動は、売り上げに直接影響します。有限である病床を有効かつ適正に利用することで、入院診療収益は増加します。

入院単価

　入院単価（p.103）の増加は、入院基本料の区分や医療・看護サービスの質的向上による加算で変化します。この加算は、単に利益を追求するものとしてではなく、質の高い医療・看護サービス提供の対価として位置づけて考えるようにしましょう。

Column

レセプトの審査過程

　医療機関は、提供した医療サービスに対する診療報酬を請求するために、レセプト（診療報酬明細書）を作成し、審査機関や保険者に提出します。病院の収益の8〜9割はこの診療報酬によります。

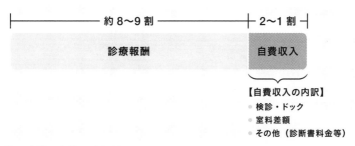

図　病院の収益の内訳図

キャッシュ・フローに影響する診療報酬の請求ミス

査定と過誤：査定とは審査機関によって認められなかった医療行為で、過誤とは保険者によって認められなかった医療行為を指します。査定・過誤については、不適切とされた医療行為だけが支払われないことになります。

返戻：返戻は、診療内容について確認事項がある場合に、診療報酬明細書自体を医療機関に戻して回答を求めるものです。審査機関の時点で戻される返戻と、保険者での審査で戻される保険者返戻の２種類があります。レセプト自体が戻されてしまうため、治療費がまるまる支払われなくなります。

　返戻は翌月分に再請求することができますが、実際の収入が遅れてしまいます。そのため、健全な経営のためには、返戻・査定のない請求が望ましいです。

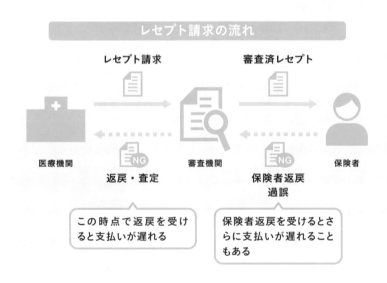

レセプト請求の流れ

レセプト請求　　　審査済レセプト

医療機関　　返戻・査定　　審査機関　　保険者返戻　　保険者
　　　　　　　　　　　　　　　　　　過誤

この時点で返戻を受けると支払いが遅れる

保険者返戻を受けるとさらに支払いが遅れることもある

11 室料差額収益
しつりょうさがくしゅうえき

室料差額で病院収益アップ、患者の快適さも確保

重要度 ★★★　　　　難しさ ★

室料差額収益とは

特定療養費の対象となる特別な療養環境を提供することによって計上される収益です。この特別な療養環境を「差額ベッド」などと呼ぶこともあります。

室料差額収益はそのまま病院の利益になるため、病院は差額ベッドの適切な管理と利用率の最大化を図ることが、経営安定化と収益向上のカギとなります。

特別療養環境室の設置基準

- 国立病院：病床数の2割まで
- 地方公共団体立病院：病床数の3割まで
- 民間病院など：病床数の5割まで

室料差額の金額

室料差額の金額は、各病院で決定することが可能です。ただし、療養環境、地域性、病院のブランド力を考慮する必要があります。

特別療養環境室の要件と注意点

室料差額は、患者さんのより良い療養環境へのニーズに応えるために設定されますが、様々な要件があるので注意が必要です。

2020 年から 2023 年までは、感染症による病室での隔離については室料差額を請求できなかったため、一部の病院では室料差額の収益が減少した可能性があります。

特別療養環境室の要件

- 病室の病床数は 4 床以下
- 病室の面積は 1 人当たり 6.4 平方メートル以上
- 病床ごとのプライバシー確保のための設備
- 特別の療養環境として適切な設備
  ※以前は小机などの設置が必須でしたが、現在は病院ごとに適切な設備を検討する必要があります。

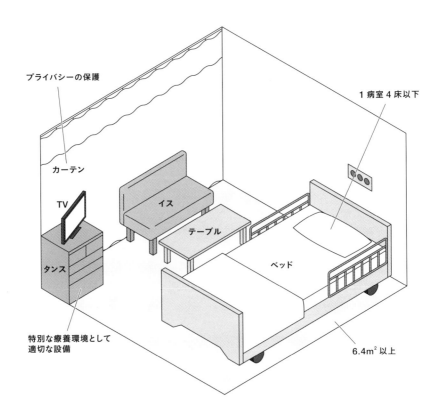

プライバシーの保護

カーテン

TV

イス

テーブル

タンス

特別な療養環境として適切な設備

1 病室 4 床以下

ベッド

6.4m² 以上

保険医療機関に対する要件

- 分かりやすい掲示（特別療養環境室のベッド数・場所・料金）
- 患者さんへの明確かつ懇切丁寧な説明
- 患者さんの同意確認（料金等を明示した文書に患者さんの署名を受ける）

室料差額を請求できない場合

- 患者さんの同意を保険医療機関が同意書で確認していない場合
- 治療上の必要により特別療養環境室に入院した場合
- 病棟管理の必要性などから特別療養環境室に入院することとなり、実質的に患者さんの選択によらない場合

12 外来診療収益
がいらいしんりょうしゅうえき

外来患者の収益も病院経営を左右するが機能分化も課題！

重要度　★ ★ ★　　　　難しさ　★

外来診療収益とは

外来患者の診療や療養に関する収益を計算する勘定科目です。具体的には以下のようなものがあります。

- 患者の窓口負担金
- 医療保険
- 公費負担医療
- 労災保険
- 自動車損害賠償責任保険
- 介護保険等
- 自費診療
- 公害医療

外来診療収益の特徴と注意点

外来診療収益は出来高払いのため、治療や処置などを実施した場合はすべて売上になります。DPC（次ページ参照）を算定している病院では、入院中の定額払いに含まれないように入院前の計画が必要です。外来で治療や処置を実施することで入院日数を減らし、効率の良い医療を提供することが求められます。

外来機能の生産性の把握

外来では、救急患者数、紹介患者数、初診患者数、再診患者数の数値をもとにどのよう外来機能をするべきか、目指すべきかを検討する必要があります。特に新入院数に直結するのが外来機能になるので、救急患者や紹介患者の入院率や傷病名、初診・再診からの入院率などを把握す

ることも重要になります。

　また、外来の診療時間・診療科数による外来収益や外来患者数との関係から、業務の効率化を目指すことや、各医師の生産性から人件費や外来診療収益が経営に与える影響などの検討も必要になります。

近年の動向

　近年、医師の業務負担軽減やかかりつけ医の推進といった国の方針により、200床以上の病院においては外来患者数を減らすことが推奨されています。この取り組みは、医師の過重な負担を軽減することを目的としています（p.89 コラム参照）。

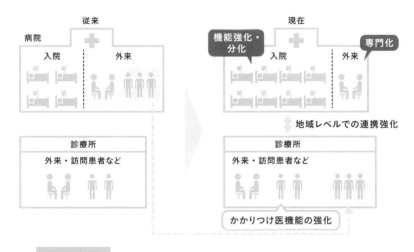

Column

DPC（Diagnosis Procedure Combination）について

　DPCとは、診断群分類に基づく1日当たりの包括評価による医療費の支払い方式のことです。従来の出来高払い制度とは異なり、患者さんの病名や症状に応じて、入院期間中の医療行為をいくつかのグループ（診断群）に分類し、それぞれに1日当た

りの定額料金を設定しています。

▌DPC の主なメリット

医療の標準化・質の向上：DPC を導入することで、医療機関間の診療内容の比較が容易になり、医療の標準化と質の向上につながります。

病院経営の効率化：在院日数の短縮や医療資源の効率的な利用が促進され、病院経営の効率化が図れます。

患者さんの負担軽減：DPC では、入院期間が一定の範囲内であれば、治療内容等に関係なく定額料金となるため、患者さんの経済的負担が軽減されます。

▌DPC の特徴課題

一方、DPC にはいくつかの特徴課題もあります。

- DPC に含まれない一部の診療行為は、出来高払いになることで、入院収益が増加すること
- 診断群分類が適切でない場合、医療機関の収入が不安定になる可能性があること
- コーディングの精度や質の担保が求められること　　　　など

DPC などの定額払いを適用している病棟では、適切な診断と治療計画の立案、標準的な医療の提供、早期退院に向けた取り組み、合併症の予防などがポイントになります。特に合併症などを併発すると副傷病名を含めて請求しても、在院日数増による定額払いの減少や、診療材料薬剤・検査の他に人件費も含めると医療資源の持ち出しが多くなることも考えられます。DPCデータを分析し、自病院の特徴や改善点を把握することも大切です。他病院のベンチマークをすることができる DPC 制度を生かし、比較し、良い点は取り入れ、課題があれば改善策を検討するなどして活用しましょう。

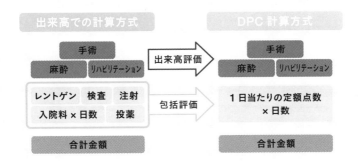

出来高払いと包括払いの違いを理解しよう

▌出来高払い

提供した医療サービス一つ一つに対して診療報酬が支払われる方式です。つまり、検査や処置などを行えば行うほど病院の収入が増えることになるので、診療内容によっては同じ病名でも医療費が変動します。しかし、たとえば過度な診療内容で繰り返される検査などのほか、病名との関連付けがされていない場合は査定（p.28）の対象となることもあります。

▌包括払い

DPC の医療費は病名や入院日数によって定額払いとなります。このような支払い方法は包括払いとも呼ばれています。療養病棟や回復期・地域包括などの病棟も包括払いになります。病名や症状が同じ患者さんは、提供されるサービスの内容にかかわらず、同じ金額が支払われます。ただし、包括払いの対象とならない、労災保険、自動車損害賠償責任保険、自費診療や一部の算定対象とならない病名の患者さんの場合は、出来高払いとなります。

13 保健予防活動収益

予防活動で地域の健康を支える！

重要度　★★　　　　　難しさ　★

保健予防活動収益とは

病院で実施される各種の健康診断や人間ドック、予防接種、妊産婦保健指導などの保健予防活動に関する収益のことを指します。

予防医療の重要性

病院は治療を行う場所ではありますが、地域の方々の健康増進にも取り組むことが求められます。予防医療活動は、そのための重要な取り組みの一つです。健康増進のためにも、予防医療は積極的に実施されなければなりません。同時に、国民一人一人が予防医療を積極的に受けることも望まれます。

健康診断や人間ドックの料金設定

健康診断や人間ドックなどの料金は、病院や地域の状況に応じて、各病院で適切な金額を設定することができます。他の病院との差別化を図るために、独自の検査項目を盛り込むなどの工夫をしている病院もあります。

地域における病院の役割

　超高齢社会が進む中、認知症などを地域で支えていくことや、生活習慣病などの予防を含めた健康増進と介護予防に向けた支援を実施することで地域包括ケアシステムを構築していくことも重要になります。地域の方々の健康づくりに寄与することで、保健予防活動収益などの収益には影響しないかもしれませんが、地域における病院のブランド力を高めることで、間接的な病院の収益に影響されることも考えられます。「利益を追求することだけではなく顧客を創造すること」といったドラッカーの言葉にもあるように、地域における病院の存在価値を高め、地域に対して果たすべき役割を持つことが必要になってきます。

保健予防活動

健康診断・人間ドック
- 設定金額 × 検診者数が収益になる
- 独自の検査項目を盛り込むことができる

血液検査	心電図	尿便検査	胸部 X 線検査	内視鏡検査	MRI 検査

予防接種　　婦人科検診

など

14 受託検査・施設利用収益

病院の設備を有効活用！

重要度 ★　　　　難しさ ★

受託検査・施設利用収益とは

他の医療機関から検査の委託を受けた場合の検査収益や、医療設備機器を貸与した場合の収益を指します。

日本における高額医療機器の現状

日本のMRI（磁気共鳴画像）の保有台数は、人口100万人当たり55.21台（OECD2019年）であり、世界のトップとなっています。CTスキャナも同様の状況です。需要に対して過大な設備投資が行われている可能性から、収益を圧迫していると考えられ、医療機器の有効活用も検討が必要になります。

高額医療機器の共同利用と病院経営

現在、このような高額医療機器の共同利用を実施している割合は低い状況です。今後、この項目の収益アップを目指すことが、高額医療機器の配置を適正化することにつながります。これは、利用する側、利用される側、そして病院経営にとっても有効な方策であると考えられます。

高額な医療機器を購入する際には、その機器による収益性、固定費などのランニングコスト、購入金額に対する回収年数などの検討が必要になります。

共同利用による収益アップ

・病院 A の MRI を地域の病院で共同利用する
→病院 A は収益アップ、他施設は MRI に対する設備投資を抑えられ、
　かかりつけ医としての機能もアップする

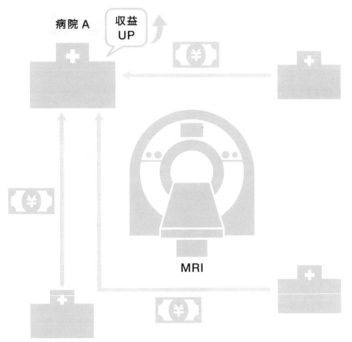

15 その他の医業収益

多角的な収益源の確保

重要度　★★　　　　難しさ　★

　これまで見てきたもの以外の収益として、診断書などの文書作成料や、施設介護及び短期入所介護以外の介護報酬が含まれます。

文書作成料の内訳と患者負担

　保険が適用される診療情報提供書やセカンドオピニオンのための診療情報提供書については、一部患者負担になります。一方、勤務先や保険会社に提出する文書は、直接的な医療行為ではないため、自費での徴収が可能です。

文書作成料の設定方法

　保険が適用されない文書では、簡単な診断書と複雑な診断書とで、料金を変えている病院も多くあります。多くの病院は、同じ地域の病院を参考にして料金を設定しているようです。

医療事務作業補助者の活用

　文書作成は直接的な医療ではないことから、医師の負担軽減のために医師事務作業補助者の配置は診療報酬においても加算で評価されます。診療報酬改定ごとに点数も増加してきている状況から、今後も医師の負担軽減のために重要な役割を担うことになりそうです。医師事務作業補助者の配置は医療保険でプラスになり、文書料の収益はその他の医業収

益に含まれることから、双方から生産性を評価することが必要になります。

介護保険における病院の収入

　訪問診療を行う場合は介護認定の有無に関わらず通院困難な患者などに対して医療保険を適用することができます。しかし、訪問診療サービスのほかに、多職種で行う居宅療養管理料や介護予防居宅管理指導など介護保険が適用される場合もあるので、算定ができるケースを見逃すことがないように注意が必要です。

文書作成料

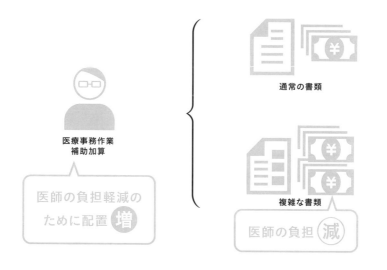

医療事務作業
補助加算

医師の負担軽減の
ために配置 増

通常の書類

複雑な書類

医師の負担 減

16 材料費

コスト削減とケア向上、材料費のバランスがカギ

重要度 ★★★　　　　難しさ ★

材料費とは

病院で医療サービスを提供するために消費した医薬品、診療材料、医療消耗器具備品、給食用材料などの費用を指します。

医薬品費

医薬品費は、投薬用薬品、注射用薬品（血液、血液製剤等を含む）、外用薬、造影剤、試薬などの費消額を指します。医療を提供するためには、医薬品費は必要不可欠です。

診療報酬と医薬品費の関係

出来高払いの場合、医薬品費は診療報酬で支払われます。一方、包括払いの場合、投薬をする条件によっては、ほとんどが包括されてしまいます。そのため、経営的には必要最低限で有効な薬剤投与が求められます（参考：コラム p.46）。

医薬品の種類と価格の違い

医薬品には、大きく分けて先発医薬品と後発医薬品（ジェネリック医薬品）の2種類があります。

- 先発医薬品：一定期間の独占販売権を有しているため、価格が高く

なる傾向にあります。

- 後発医薬品（ジェネリック医薬品）：先発医薬品の特許が切れた後に製造される薬です。同じ有効成分を使用しているにもかかわらず、製造コストが安いため、価格も安くなります。

　このような医薬品の種類と価格の違いを理解することは、医療費の高騰を防ぐ国の政策を考えるうえで重要な視点となるでしょう。

医薬品費の課題と現状

　医薬品費においては、購入した金額が安ければ、診療報酬における薬価との差額が利益になります。そのため、いかに医薬品を安く購入するかが大きな課題となります。しかし、物価高騰や医薬品の供給不安定な現在では、価格交渉が難しくなっています。

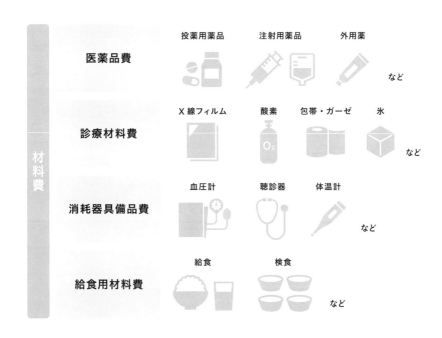

診療材料費

診療材料費には、患者の診療や治療に直接使用される材料の費用が含まれます。具体的には、X線フィルム、酸素、ギプス、包帯、ガーゼ、縫合糸などが挙げられます。

感染症予防とPPE消耗品の管理

特に、近年では感染症の予防と対策が重視されるなかで、個人防護具（PPE）などの消耗品の需要が増加しています。

消耗器具備品費

消耗器具備品費は、事務用その他の器械、器具のうち、固定資産の計上基準額に満たないもの、または1年以内に消費するものを指します。

給食用材料費

患者に提供する給食のための食品の費用を指します。この費用には、患者の食事だけでなく、検食の分も含まれます。

材料費の管理

材料費の管理方法

- 購買方法・金額の管理：材料費を適切に管理するためには、購買方法や金額を適切に管理する必要があります。
- 在庫量の管理：必要な材料や器具を適切な量で管理し、過剰在庫や欠品を防ぐことが重要です。最近ではSPDシステム（医療材料物流管理システム）を導入している病院も増えています。

- 物品の品質の管理：コスト削減を優先するあまり、材料や器具の品質を下げることがないようにする必要があります。
- 消費量の管理：材料や器具の無駄を減らし、効率的な使用を促進することが求められます。

病院経営における重要性

これらの費用は、以下のような点に注意しながら管理を行うことが重要です。

- 適正な在庫管理：必要な材料や器具を適切な量で管理し、過剰在庫や欠品を防ぎます。
- 効率的な使用：材料や器具の無駄を減らし、効率的な使用を促進します。
- コスト意識の向上：スタッフのコスト意識を高め、経済的な材料や器具の選択、使用を促します。
- 品質の維持：コスト削減を優先するあまり、材料や器具の品質を下げることがないようにします。

Column

SPD（Supply Processing and Distribution）

SPD とは、物品の供給から在庫管理までを、院内や院外にある倉庫を経由して物流を中央管理するシステムです。医療材料を使用するときに購入することになるので、適正な使用に対する物品購入の支払いになります。また過剰な在庫を抱えることがなく、棚卸金額にも影響します。また、請求業務が簡素化されているため現場での負担も少なく、看護師だけではなく煩雑になりやすい事務作業も円滑になります。ただし、SPD システムを導入する際には、業者への管理料が発生するため、現場での負担軽減や効果、経営的な観点から検討が必要です。

DPC における材料費管理の重要性

DPC などでは定額払いとなるため、無駄な医療行為を削減し、患者の回復を最大限に目指す医療の提供が求められます。そのためには、包括される医療行為にどのくらいの材料費が使われているのかを把握しておくことが重要です。

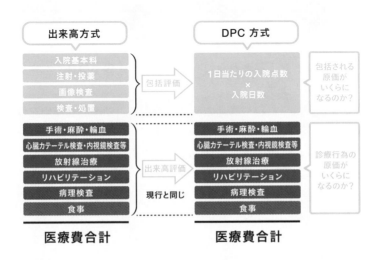

┃ 他病院との比較・評価による改善

特に DPC では、他の病院との比較・評価ができる仕組みがあります。標準的な医療を目指すために、他病院とのデータ比較を行い、病名ごとや医療行為ごとに適正な収入と支出を検証することが必要不可欠です。

┃ クリニカルパスへの経営的視点の導入

クリニカルパスを作成した場合には、このような経営的な視点でのチェックも有効な手段となるでしょう。医療の質を維持しつつ、効率的な運営を実現するために、材料費の適正化は欠かせません。

17 人件費
じんけんひ

経営資源としての人件費、戦略的投資が必要

重要度　★★★　　　難しさ　★

人件費とは

人件費には、職員に毎月支払われる給与に加えて、賞与や退職金給付費用、法定福利費などが含まれます。

給与費の内訳

給料

職員に毎月支払われる基本的な給与です。

賞与

年に数回、業績や評価に応じて支払われる追加給付です。

退職給付費用

職員が退職する際に一時的に支払われる費用、もしくは退職金に対する毎月の積み立て金を指します。

法定福利費

事業主が雇用者のために負担すると法律で定められている費用で、社会保険料（健康保険、厚生年金保険）、雇用保険、労災保険などがあります。

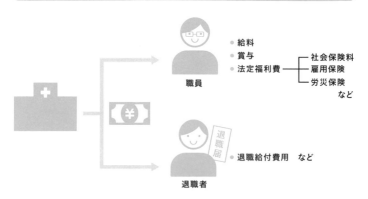

人件費

- 給料
- 賞与
- 法定福利費 ── 社会保険料
　　　　　　　├ 雇用保険
　　　　　　　└ 労災保険
　　　　　　　　　など

職員

退職届

退職給付費用　など

退職者

知ってほしい法定福利費

　人件費の中に含まれている項目の中で、法定福利費は認知度が低く、福利厚生費と混同することあるので注意が必要です。実際の社会保険料の半分は事業者が負担し、半分は個人が支払う形式のため、従業員の給与明細に記載されている金額の倍を収めていることになります。給与が発生した月に従業員から徴収した金額と事業者が負担する金額が翌月に支払われます。賞与に対しても同様に徴収されています。

　会計上で計上されている金額は、事業者が負担している金額になります。

人件費について理解を深めよう

人件費とは

病院の運営に携わる職員に関連するすべての費用を指します。これには、職員の労働に対する直接的な対価である給与費だけでなく、法定福利費や福利厚生費（p.70）なども含まれます。人材育成のために投じられた研修費（p.69）も、人件費の一部として考えることができます。これは、人材という経営資源に対する投資と捉えることができます。

　ただし、労働費用のどの項目までを人件費と捉えるかによって、人件費の範囲は変わってきます。

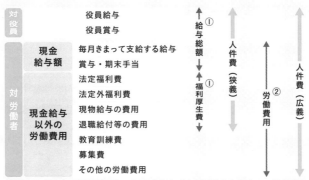

①財務省「法人企業統計調査」、経済産業省「企業活動基本調査」の調査項目
②厚生労働省「就労条件総合調査」の調査項目

　実際に1人の職員に支払われる給与に対して、人件費全体では1.5～2倍の金額になるのが一般的です。この差額は、法定福利費や研修費などの付加的な費用によるものです。

人件費の特徴

　人件費は、病院運営に欠かせない費用であると同時に、固定費的な性質を持っています。つまり、患者数や収益の変動にかかわらず、一定の額が発生します。そのため、人件費を適切に

管理することは、病院の財務状況を安定させるうえで非常に重要です。

人件費管理の重要性

　以下のような点に留意しながら、人件費管理に取り組む必要があります。

適正な人員配置
業務量に見合った適正な人員配置を行い、人件費の無駄を削減します。

効率的な勤務体制
効率的な勤務体制を構築し、時間外勤務を減らすことで、人件費の変動を抑制します。

人材の育成と定着
人材の育成と定着を図ることで、離職率を下げ、採用にかかわる費用等が増加しないように、人件費の安定化を図ります。

18 委託費

業務委託で効率化、病院運営をスリムに

重要度 ★★　　　　難しさ ★

委託費とは

病院が特定の業務を外部の専門企業に委託する際に発生する費用です。これを利用することで、病院は雇用関係を直接結ばずに必要な業務を効率的に遂行させることができます。病院運営において、業務委託は経費削減、サービスの品質を向上させる、内部のリソースを最適化できるなど多方面にわたるメリットをもたらします。

委託費の内訳

委託業務は、病院内の日常業務から高度な専門業務まで幅広く、以下のようなものが含まれます。

- 検査委託費：外部の検査機関に検査を委託した際に発生する費用。
- 給食委託費：患者や職員の食事を外部の業者に委託した際に発生する費用。
- 寝具委託費：寝具のリース、クリーニングを外部の業者に委託した際に発生する費用。
- 医事委託費：医療事務（受付、会計、診療報酬請求など）を外部の業者に委託した際に発生する費用。
- 清掃委託費：病院内の清掃業務を外部の業者に委託した際に発生する費用。
- 保守委託費：医療機器や設備の保守点検を外部の業者に委託した際に発生する費用。

51

● その他の委託費：上記以外の業務を外部の業者に委託した際に発生する費用。

Column

業務委託と人材派遣の違いについて

業務委託と人材派遣には様々な違いがあります。

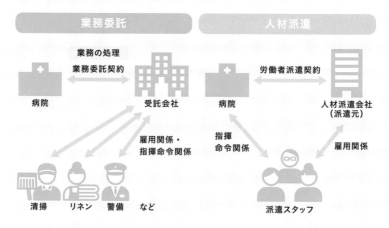

業務内容の違い：業務委託は業務の完了が目的であるのに対し、人材派遣は人材の提供が目的となります。

指示命令系統の違い：業務委託では雇用関係がないため、指示命令や業務管理は委託会社にあります。一方、人材派遣においては、所属する施設ではなく自施設において業務の指示・命令が出せるのが特徴になります。

給与や社会保険料の支払い：人材派遣の場合、給与や社会保険料などは派遣元が支払うことになります。

コストと採用の手間：業務委託、人材派遣ともにコストは割高になりますが、業務委託のメリットとして、人件費や保険料の支払いがなく、人材の採用に時間や費用を費やす必要がなく、経理上の業務も簡便になります。

人材派遣の目的と留意点：人材派遣は、人材不足を解消するために利用すべきであり、職員の負担を軽減するために一部の業務を集中して行うことを目的とすることがありますが、十分な検討が必要になります。人材派遣を人材不足の解消のために利用する場合、同時に正職員の確保に努めることが重要です（資料）。病院の場合、長期にわたる人材派遣はなるべく避けるよう努力が必要です。

資料　労働者派遣法第2条第1項

> 自己の雇用する労働者を、当該雇用関係の下に、かつ、他人の指揮命令を受けて、当該他人のために労働に従事させることをいい、当該他人に対し当該労働者を当該他人に雇用させることを約してするものを含まないものとする。

Column

給食委託費について

　病院の多くは給食を委託している場合が多いのですが、給食委託に関する管理費用は、同じ病院規模であっても違いがあり、多くはきちんとした費用体系が定められていないようです。管理費は主に人件費、器材・備品、消耗品、本部との通信費などが含まれていることが多いです。食材費については利用した患者数分にするか定額制にするかなどもそれぞれになります。利用人数に変化がなければ定額制でも固定費として予算がわかりやすくなるメリットもあるかもしれません。ただ、給食委託で最も大事なのは、患者が美味しく食べれていることかどうかになります。

19 設備関係費

病院設備の適切な管理が経営のカギ

重要度 ★★　　　　難しさ ★★

設備関係費

この項目には、減価償却費、器機賃貸料、地代家賃、修繕費、固定資産税などのほかに、器機保守料、器機設備保険料、車両関係費などが含まれます。

長期使用による費用削減

病院の場合、高額な医療機器などが必要になることもあります。また経年劣化による買い換えや、医療機器を維持するために修繕や定期的な保守点検などにも高額な費用がかかることもあります。少しでも長く医療機器を使用することによって、支出を抑えることも経営には重要になります。

設備投資

様々な医療サービスの向上を目指すためには設備投資も必要になります。新たな器機などの購入をするなら収益の増加につなげたり、費用の削減に貢献できることが期待されます。しかし、すぐには増収という結果が出せないこともあるので、時間の経過によりどのように回収できるのかを計画して設備投資をすることが必要になります。

20

設備関係費

減価償却費
（げんかしょうきゃくひ）

設備投資の費用を適切に管理！（高額な医療機器の計上の仕方）

重要度　★★★　　　　難しさ　★★★

減価償却費とは

高額な医療機器や事務機器などの費用を、購入した年度に一括で支出として計上するのではなく、数年に分けて経費として計上する会計上の手法です。

たとえば、CTスキャンなどの高額な医療機器を購入した場合を考えてみましょう。もしその年の会計で支出を全額計上してしまうと、通常は黒字経営だったとしても、その年だけ赤字になってしまうかもしれません。そのような事態を避けるために、固定資産として購入した金額を耐用年数に応じて分割し、経費として計上します。

この方法を用いることで、経営状況をより正確に把握することができます。また、融資を受ける際にも、金融機関に対して適切な財務情報を提供できるようになります。

減価償却とは

医療機器などは時間が経てば劣化し、価値が下がってきます。減価とは価値が下がることであり、償却とは収益のために購入した資産を費用化するという意味になります。

減価償却の方法

　主に二つの方式があります。一つは「定額法」で、毎年の減価償却額を一定にする方法です。もう一つは「定率法」で、少しずつ価値が下がっていくように償却する方法です。

償却の期間

　法定耐用年数に基づいて定められています。たとえば、パソコンであれば4年、CTスキャンであれば6年というように、資産の種類ごとに決められています。

減価償却費の計算方法（例）

- MRIを1億2000万で購入
- 耐久年数は6年

1億2000万円

定額法	定率法
1億2000万円÷6年＝2000万	1年目　1億2000万円×償却率0.500 　　　　＝6000万円 2年目　6000万円×償却率0.500 　　　　＝3000万円 　⋮

金額

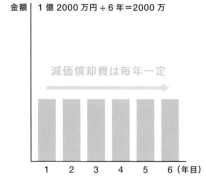

減価償却費は毎年一定

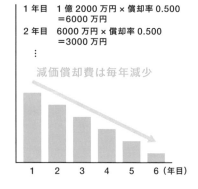

減価償却費は毎年減少

21

設備関係費

器機賃借料
（きき ちんしゃくりょう）

必要な器機を賢く賃借して支出を抑える

重要度 ★★　　　　難しさ ★

器機賃借料とは

　一定の金額を超える医療機器は、資産や減価償却（p.55）の項目に当てはまります。一方、資産に計上されない医療機器などのレンタル料やリース料は、この器機賃借料の項目に含まれます。

リースのメリットとデメリット

　リースの場合はおおむね5年以上という契約であり、月単位、年単位ではレンタルよりリースの方が安くなります。しかし、途中で解約することはできないので、万が一解約する場合はリース会社に残りの契約期間分の金額などを支払わなければなりません。

レンタルのメリットとデメリット

　レンタルの場合、短期間しか使用しない場合には、一定期間だけ借りられるというメリットがありますが、割高になります。

コスト削減のための選択

　病院経営において、コスト削減は重要な課題です。医療機器の調達に際しては、購入するか、リースにするか、短期間の使用ならレンタルにするかを、うまく使い分けることが大切です。それぞれの方式の特徴を理解し、最適な選択を行うことが求められます。

【リースとレンタルの比較】

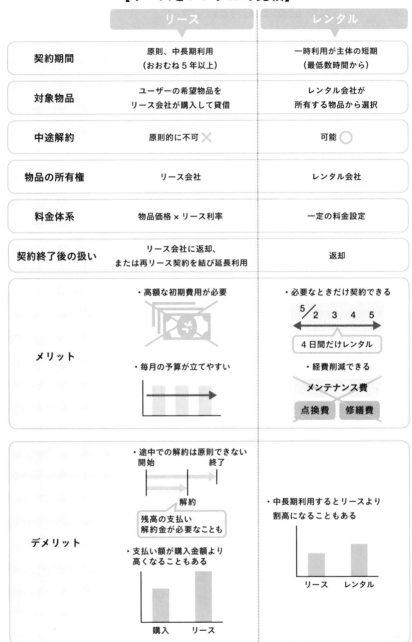

	リース	レンタル
契約期間	原則、中長期利用 （おおむね5年以上）	一時利用が主体の短期 （最低数時間から）
対象物品	ユーザーの希望物品を リース会社が購入して貸借	レンタル会社が 所有する物品から選択
中途解約	原則的に不可 ×	可能 ○
物品の所有権	リース会社	レンタル会社
料金体系	物品価格 × リース利率	一定の料金設定
契約終了後の扱い	リース会社に返却、 または再リース契約を結び延長利用	返却
メリット	・高額な初期費用が必要 ・毎月の予算が立てやすい	・必要なときだけ契約できる 5/2 3 4 5 4日間だけレンタル ・経費削減できる メンテナンス費 点換費 修繕費
デメリット	・途中での解約は原則できない 開始 終了 解約 残高の支払い 解約金が必要なことも ・支払い額が購入金額より 高くなることもある 購入 リース	・中長期利用するとリースより 割高になることもある リース レンタル

22

設備関係費

地代家賃
<small>ち　だい　や　ちん</small>

病院運営に欠かせない土地と建物

重要度　★　　　　難しさ　★

地代家賃とは

医療事業にかかわる土地や建物などを借りている場合の賃料を指します。たとえば、病院事業として必要となる貸倉庫などを利用していれば、その賃料もこの項目に該当します。

職員寮などの扱い

ただし、職員寮などの賃貸物件を借りている場合は、この地代家賃の項目ではなく、福利厚生費（p.70）に計上されることになります。

地代家賃とは…

- 医療事業に関わる土地や建物を借りている場合の賃料
- 職員寮などの賃貸物件は福利厚生費

地代家賃	福利厚生費
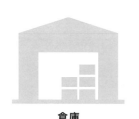	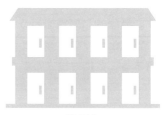
倉庫	職員寮

23

設備関係費

修繕費
<ruby>修繕費<rt>しゅうぜんひ</rt></ruby>

設備の長寿命化と安全性確保！修繕費の計画的な管理

重要度　★★　　　　　　難しさ　★★

修繕費とは

　有形固定資産の損傷や汚損などに対して、原状の回復に要した修理・修繕のための費用が修繕費になります。医療機器などの部品交換や維持のための金額も含まれます。また、自然災害などで生じた原状の回復に必要になった金額も、この修繕費に含まれます。

計画的な修繕の重要性

　たとえば、マンションなどを購入すると、修繕積立金があり、計画修繕工事が行われます。これは、資産価値を維持できるようにするとともに、莫大な金額を一度に負担することを軽減させるためです。病院などの施設においても同様に、修繕にかかる費用を計画的に費やすことが必要になります。

長期的な視点での修繕計画

　施設の維持管理において、長期的な修繕計画を立てることは非常に重要です。計画的に修繕を行うことで、突発的な修繕費用の発生を抑え、経営の安定化につなげることができます。また、施設の安全性や機能性を維持することにも役立ちます。

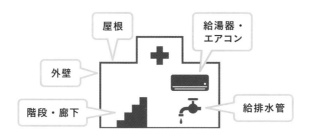

修繕する部位（例）

- 屋根
- 給湯器・エアコン
- 外壁
- 階段・廊下
- 給排水管

Column

ライフサイクルコスト（LCC）の考え方

　ライフサイクルコスト（LCC）とは、建物や設備の企画・設計段階から、運用、維持管理、廃棄までのすべての段階で発生するコストを総合的に評価する考え方です。LCC の観点では、初期投資（イニシャルコスト）だけでなく、長期的な運用・維持管理費用（ランニングコスト）も考慮します。

　例えば、初期投資が高くても、エネルギー効率が良く、メンテナンスが容易な設備を導入することで、長期的にはトータルコストを抑えられる場合があります。

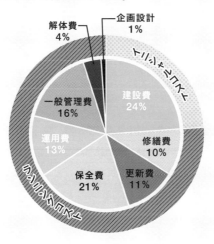

解体費 4%
企画設計 1%
イニシャルコスト
建設費 24%
修繕費 10%
更新費 11%
保全費 21%
運用費 13%
一般管理費 16%
ランニングコスト

24

設備関係費

固定資産税等

病院運営に伴う税負担を適切に管理

重要度 ★★   難しさ ★★

固定資産税とは

企業が継続的に使用する資産である固定資産に対して課せられる税金です。毎年1月1日の時点で、土地や建物、償却資産などを保有している場合に計上します。

償却資産とは

物の価値が年々減少していく資産のことを指します。減価償却をしている資産がこれにあたります。主な償却資産には、**表1**のようなものがあります。

病院の設置母体と固定資産税

固定資産税はその年度の1月1日に固定資産を所有している場合に

主な償却資産

構築物	駐車場などの路面舗装、門、塀、看板、浄化槽など
機械・装置	産業用器械、運輸設備など
船舶	遊覧船、ボート、貨物船など
航空機	ヘリコプター、飛行機など
車両・運搬具	自動車税・軽自動車税の対象以外の車両
器具・備品	パソコン、事務机・椅子、テレビ、エアコン、冷蔵庫など

発生します。しかし、国公立・公的病院や社会医療法人では不動産は非課税ですが、民間の医療法人や個人の場合には課税の対象になっています。

　病院には大きな建物や駐車場などの整備も必要になり、多くの固定資産を保有していることも多いのですが、地域に必要とされている病院で、同じ医療という機能や役割を担っていても経営には不利もしくは平等ではないのが現状になります。

　ただ、自治体によっては民間病院にも減免やなどの制度がある場合もあるので見逃すことなく制度を活用しましょう。

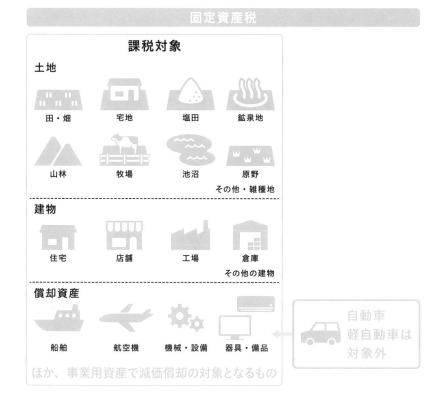

固定資産税

課税対象

土地

田・畑　　宅地　　塩田　　鉱泉地

山林　　牧場　　池沼　　原野

その他・雑種地

建物

住宅　　店舗　　工場　　倉庫

その他の建物

償却資産

船舶　　航空機　　機械・設備　　器具・備品

ほか、事業用資産で減価償却の対象となるもの

自動車
軽自動車は
対象外

25

設備関係費

器機保守料
<small>き　き　ほ　しゅりょう</small>

医療機器の性能維持と安全運用！長く使えますように

重要度　★★　　　　　　難しさ　★

器機保守料とは

　器機保守料とは、医療機器や事務機器などの保守契約に係る費用のことです。器機などを長期的に使用する場合、正常な状態で維持するために、定期的な保守・点検が必要となります。そのための費用が器機保守料として発生します。

電子カルテシステムの保守料

　電子カルテシステムにおいても、安定稼働のために、システムやソフトウェアの保守サービスが不可欠です。この保守サービスに対する費用も、器機保守料に含まれます。

器機保守料の重要性

　医療機関にとって、器機保守料は必要不可欠な経費といえます。適切な保守・点検を行うことで、医療機器や事務機器の性能を維持し、安全で効率的な医療サービスの提供につなげることができるのです。

設備関係費

26 器機設備保険料

万一の事故に備える！器機設備保険料の適切な選択と
管理

重要度　★★　　　　　　難しさ　★

器機設備保険料の定義

器機設備保険料は、施設設備の火災保険料などが該当する費用項目で
す。様々な器機に対して、何らかの原因で故障した際に保障される保険
も含まれます。

保険の内容と加入の決定

器機設備保険料に含まれる保険の内容は、多岐にわたります。そのた
め、どの保険に加入するかは、病院独自で決定することになります。

対象外となる保険

ただし、車両関係に関する保険は、器機設備保険料の項目からは除外
されます。車両関係の保険は、車両関係費（p.66）で処理されます。

器機設備保険料の重要性

病院の施設や設備を保護するための重要な費用です。適切な保険に加
入することで、万が一の事故や故障の際にも、財務的なリスクを軽減す
ることができるでしょう。

27

設備関係費

車両関係費
（しゃりょうかんけいひ）

患者送迎や訪問看護に欠かせない

重要度　★★　　　　難しさ　★

病院で使用される車両

　病院では、救急車、検診車、巡回用自動車、乗用車など、様々な車両が使用されています。これらの車両は、病院の業務に欠かせない重要な役割を担っています。適切な車両の選択と維持管理を行うことで、業務の効率化と経費の最適化を図ることができるでしょう。

車両関係費に含まれる費用

車両関係費には、以下のような費用が含まれます。

- 燃料費
- 車両検査費
- 自動車損害賠償責任保険料
- 自動車税

車両関係費の計上

　車両関係費は、病院の損益計算書において、土地や建物、医療器具や事務機器に関する費用とは独立した項目として計上されます。これにより、車両に関する費用を明確に把握することができます。

28

研究研修費

<ruby>研究費<rt>けんきゅうひ</rt></ruby>

研究費

看護の質向上と病院発展のための投資！

重要度　★　　　　　難しさ　★

研究費とは

　研究費は、病院内で行われる研究活動に必要な費用のことをいいます。医学研究では、動物・飼料などを含む研究材料、研究図書、実験機器、消耗品など、研究を進めるために必要な経費が含まれます。
　また、看護研究に関しては、調査用品、文献、研究機器などが研究費の対象となります。管理者は、看護部門で行われる研究に必要な研究費を把握し、適切に管理することが求められます。

研究費に関するガイドラインやマニュアル

　病院では、研究費を適正に使用するために様々な取り組みを行っています。研究費の使用に関するガイドラインの作成や、研究費の管理・運営に関するマニュアルの整備などです。これらの取り組みにより、研究費が適切に使用され、研究が円滑に進められるよう、体制を整えています。

研究費の分類

　病院内の研究費は、一般的に次、「競争的資金」「財団法人及び民間企業等からの研究資金」「運営費交付金」などに分類されます。

競争的資金

科学研究費助成事業（科研費）など、競争的に獲得する研究資金です。

財団法人及び民間企業等からの研究資金
財団法人や企業が提供する医学研究や看護研究の助成金などです。

病院内の研究資金
病院の予算から割り当てられる研究費です。

　それぞれには、遵守すべき規則や手続きが定められています。研究費の適正使用の重要性を理解し、看護研究者や他の関連部署と連携しながら、適切な管理・運営に努めることが求められます。

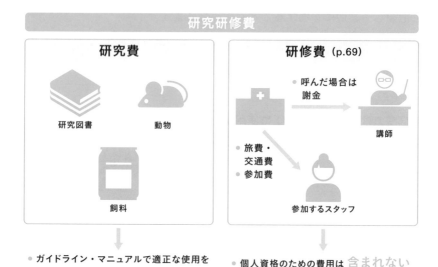

研究研修費

研究費

研究図書　　　　動物

飼料

研修費 (p.69)

- 呼んだ場合は
　謝金　→　講師

- 旅費・
　交通費
- 参加費　→　参加するスタッフ

- ガイドライン・マニュアルで適正な使用を確保
- 大きく3つに分類される
　　①競争的資金
　　②財団法人及び民間企業等からの研究資金
　　③運営費交付金

- 個人資格のための費用は含まれない

29

研究研修費
研修費
けんしゅうひ

スタッフの成長と病院の成長のために投資を

重要度 ★★★   難しさ ★★

研修費とは

研修会などに参加するための費用や旅費交通費、病院内で研修会を開催する際に招聘した講師への謝金等を含めた、職員研修に係る費用を指します。教育訓練費と呼ばれることもあります。

研修費の負担

病院側から研修受講を指示した場合、基本的には研修費用は病院側が負担することになります。また、就業規則で定められていない場合は、研修期間中の給与などの賃金も支払われます。

研修費の上限と個人の資格取得費用

事業を運営させるために必要な研修費に上限はありませんが、個人の資格取得のための費用は、一般的には研修費とは扱われません。そのような費用は、給与として支払われることが多く、その際には課税の対象となります。

病院としては、職員の能力向上と事業運営に必要な研修を見極め、適切な研修費の管理・運用を行うことが求められます。

30

経費

福利厚生費

スタッフの満足度が病院の質を上げる！

重要度 ★★★　　　難しさ ★★

福利厚生費とは

給与や賞与などで支払われる金額以外に、職員のために病院側が負担するサービスのための費用を指します。

法律で定められた以外の費用であり、法定外福利とも呼ばれます。一般的に、この法定外福利費のことを指して福利厚生費という言葉が使われます。本項目でも、法定外福利費のことを扱います。

病院における主な福利厚生費

住居費

職員寮などの病院が負担する家賃に関わる費用。

食堂

職員の食費のうち、病院が負担する分。

医療保険の費用

職員の診療や健康診断などの費用を減免した際の負担分。

通勤費・通勤手当

　通勤に必要な交通費を手当として支給した費用。通勤に関する限度額は税法上定められており、非課税となります。

広義の福利厚生

　会社が負担することを法律で定められている費用を法定福利費といいます (p.47)。社会保険料や労働保険料の会社負担分が該当し、損益計算書では給与費として計上するため、福利厚生費には含まれません。

広義の福利厚生

法定福利厚生	法定外福利厚生
社会保険 ● 健康保険 ● 介護保険 ● 厚生年金保険 ● 子ども・子育て拠出金 **労働保険** ● 雇用保険 ● 労災保険	住宅手当・家賃補助 食堂・食事補助 健康診断（法定外） リフレッシュ休暇 宿泊施設などの割引 育児休暇（法定外） 介護休暇（法定外） 資格取得手当 　　　　　　　　　　　など
● 提供は必須	● 提供は任意 ● 一般的に「福利厚生」という場合には、法定外福利厚生を指す

その他

　慶弔見舞などの金品の現物支給や団体生命保険料、新年会や忘年会などを実施した際に病院側が負担した費用。

福利厚生の役割

　福利厚生費は、職員の満足度やモチベーションを高め、優秀な人材を確保するために重要な役割を果たします。一方で、過度な福利厚生は病院の経営を圧迫する可能性もあるため、適切な範囲で実施することが求められます。

Column

病院からの食事補助

　福利厚生費に計上される中で従業員の食事代を負担することがよくあります。この場合注意が必要なのは、病院が負担する金額が月額3500円以下にすることと、かつ実際の食事の金額の半分以上を従業員が自己負担することです。その場合は非課税となり福利厚生費として認められることになります。

　例外としては宿直勤務や残業になった場合の食事については無料で支給したとしても課税の対象にはなりません。ただし、現金支給は認められず現物支給が基本となります。考え方として、本来の業務時間内ではないことから、夜勤者の食事については昼食の考え方と同様になります。

31

経費
福利厚生費以外の経費

病院運営に必要な経費を見落とさない！

重要度 ★★ 　　　　 難しさ ★

旅費交通費

業務のために必要な出張をした場合の旅費が計上されます。ただし、研究や研修のための旅費交通費は、研修費 (p.69) に計上されることに注意が必要です。

職員被服費

職員へ支給または貸与している白衣などの購入や洗濯・クリーニングにかかる費用が、この項目に含まれます。

通信費

電信電話料、インターネットの通信料、郵便料金など、通信のために使われた費用が計上されます。

広告宣伝費

機関誌や広報誌などの印刷製本費、電飾広告や看板などの広告宣伝に係る費用が、この項目に含まれます。

消耗品費

カルテ、検査伝票、会計伝票などの医療用・事務用紙や帳簿、電球、

洗剤など、1年内に消費するものの費用が計上されます。ただし、材料費に属するものは除かれます。

消耗器具備品費

事務用その他の器械、器具のうち、固定資産の計上基準額に満たないもの、または1年内に消費する金額が、この項目に含まれます。

会議費

諸会議の運営など、院内管理のために必要な会議の費用が計上されます。

水道光熱費

電気、水道、ガスなどの費用が、この項目に含まれます。ただし、車両関係費に該当するものは除かれます。

保険料

生命保険料、病院責任賠償保険料など、保険契約に基づく保険費用が計上されます。ただし、福利厚生費、器機設備保険料、車両関係費に該当するものは除かれます。

交際費

病院運営に必要な接待に費やされた費用や、慶弔など交際に要する費用が、この項目に含まれます。

諸会費

各種団体に対する年会費や分担金などの費用が計上されます。

租税公課

印紙税、登録免許税、事業所税などの租税及び町会費などの公共的課金としての費用が、この項目に含まれます。ただし、固定資産税等、車両関係費、法人税・住民税及び事業税負担額、課税仕入れに係る消費税及び地方消費税相当部分に該当するものは除かれます。

医業貸倒損失

医業未収金の徴収不能額のうち、貸倒引当金で填補されない部分の損失金額が計上されます。

貸倒引当金繰入額

当該会計期間に発生した医業未収金のうち、徴収が不可能と見積もられる金額が、この項目に含まれます。

雑費

振込手数料、院内託児所費、学生に対して学費、教材費などを負担した場合の看護師養成費など、経費のうち前記に属さない費用が計上されます。ただし、金額の大きいものについては、独立の科目を設けることが望ましいです。

32

その他の医業費用

控除対象外消費税等 負担額

税負担を適切に把握し、病院運営に生かす

重 要 度　★　　　　　難 し さ　★

控除対象外消費税等負担額とは

　病院が負担する控除対象外の消費税や地方消費税のことを指します。ただし、資産に係る控除対象外消費税は、この項目から除外されます。

33

その他の医業費用

本部費配賦額

病院全体の経費を分担

重 要 度　★　　　　　難 し さ　★

本部費配賦額とは

　配賦とは、一定の基準に基づいて、共通費用を各部門や部署に割り当てることを指します。本部費配賦額は、本部で発生した費用を、一定の配賦基準に基づいて、各病院や部門に割り当てた金額を表します。

34 医業外収益
いぎょうがいしゅうえき

病院運営の補助的な収入源

重要度 ★★　　　　難しさ ★★

医業外収益とは

　病院の本来の医療サービス提供以外の活動から得られる収益のことを指します。医業外収益は、病院の財務状況を把握する上で、大きな収益にはなることもあり重要な要素の一つです。主な医業外収益には以下のようなものがあります。

受取利息及び配当金

　預貯金や公社債の利息、出資金などに係る分配金の金額が計上されます。

有価証券売却益

　売買目的などのために所有した有価証券を売却した場合の売却益が、この項目に含まれます。

運営費補助金収益

　病院運営に係る補助金や負担金が計上されます。

施設設備補助金収益

　施設設備に係る負担金のうち、当該会計期間に補助金が配分された金額が、この項目に含まれます。

患者外給食収益

従業員などの給食など、患者以外に提供した食事に対する収益が計上されます。

その他の医業外収益

前記の科目に属さない医業外収益が、この項目に含まれます。ただし、金額が大きいものについては、独立の科目を設けることが望ましいです。

35

医業外費用

病院経営に必要なその他の費用

重要度 ★★　　　　難しさ ★

医業外費用とは

病院の本来の医療サービス提供以外の活動から発生する費用のことを指します。医業外費用も、病院の財務状況を把握するうえで重要な要素の一つです。

主な医業外費用には以下のようなものがあります。

支払利息

長期借入金や短期借入金の支払利息の金額が計上されます。

有価証券売却損

売買目的などで所有していた有価証券を売却した際の売却損が、この項目に含まれます。

患者外給食用材料費

従業員など、患者以外に提供した食事に対する給食用材料費が計上されます。ただし、給食業務を業務委託している場合は、患者外給食委託費となります。

診療費減免額

　患者に無料または低額な料金で診療を行った場合の割引金額などが、この項目に含まれます。

医業外貸倒損失

　医業未収金以外の債権の回収不能額の中で、貸倒引当金で不足分を補うことができない部分の金額が計上されます。

貸倒引当金医業外繰入額

　当該会計期間に発生した医業未収金以外の債権の金額のうち、回収不能とされる部分の金額が、この項目に含まれます。

その他医業外費用

　他の科目に属さない医業外費用の金額が計上されます。ただし、金額が大きいものに対しては、独立の科目を設けることが望ましいです。

　看護部門が医業外費用に直接的に関与することは少ないと思いますが、病院全体の財務状況を把握し、病院経営に参画するうえでは、把握しておくことも、医業外費用が病院経営に与える影響を理解しておくことは重要といえるでしょう。

36 臨時収益

りんじしゅうえき

想定外の収入も病院運営に役立てる

重要度 ★ 　　　　難しさ ★

臨時収益とは

病院の通常の業務活動以外から発生する一時的な収益を指します。臨時収益は、通常の業務活動から得られる収益とは区別して管理されます。これらの収益は一時的なものであるため、病院の財務状況を判断する際には、注意が必要です。

主な臨時収益には以下のようなものがあります。

固定資産売却益

固定資産を売却した際に、その売却価額が帳簿価額を上回った場合、その差額が固定資産売却益として計上されます。

その他の臨時収益

前記以外の臨時的に発生した収益が、この項目に含まれます。たとえば、保険金の受取額や、過年度の修正による収益などが該当します。

37

臨時費用

予期せぬ支出にも対応

重要度 ★ 難しさ ★★

臨時費用とは

病院の通常の業務活動以外から発生する一時的な費用を指し、通常の業務活動から発生する費用とは区別して管理されます。これらの費用は一時的なものであるため、病院の財務状況を判断する際には、注意が必要です。

主な臨時費用には以下のようなものがあります。

固定資産売却損

固定資産を売却した際に、その売却価額が帳簿価額を下回った場合、その差額が固定資産売却損として計上されます。

固定資産除却損

固定資産を廃棄した際の帳簿価額が、この項目に含まれます。

資産に係る控除対象外消費税等負担額

病院負担になる控除対象外の消費税や地方消費税のうち、資産取得部分から発生した金額が多額になる場合、その部分の金額が計上されます。

災害損失

火災、出水などの災害に係る廃棄損や復旧に関する支出の合計金額が、この項目に含まれます。

その他の臨時費用

前記以外の臨時的に発生した費用が、この項目に含まれます。

法人税、住民税及び事業税負担額

法人税、住民税及び事業税のうち、当該会計年度に病院が負担するものとして計算された金額が計上されます。

火災や大規模な災害が生じた際の災害損失、固定資産売却に伴う医療機器の差し替えなど、臨時費用の範疇にはスタッフの業務に直接関わるものもあります。管理者は、臨時費用の発生状況を把握し、それが病院経営に与える影響を理解しておくことが望ましいでしょう。

病院の機能性を分析する

病院機能を知ることが経営の第一歩

38 1日平均入院患者数

にちへいきんにゅういんかんじゃすう

病棟の収益と運営効率を左右する！

重要度 ★★★   難しさ ★★

計算式 $\dfrac{在院患者延べ数（人）}{日数（月または年）} =$ 人

1日平均入院患者数とは

1日に何人の患者が入院していたかを示す数値です。ただし、この数値は一定の期間に在院していた患者数をもとに出した平均になります。

在院患者延べ数の基準

在院患者延べ数とは、ある特定の期間内（月や年）に入院していた患者の日ごとの総数を合計したものです。入院患者数の基準としては、24時時点の在院患者数が基本となります。診療報酬や病院報告などの各種届出の場合、この数が基本になります。

また、在院患者延べ数は、あとで見る「病床利用率」「病床稼働率」を算出する計算式にも登場します。

退院患者を含めた入院患者延べ数

ただし、24時時点の患者以外にもその日に病棟で医療や看護を提供した退院患者も実際にはいるため、退院患者を足した数で利用することもあります。その場合は以下の計算式で求められ、入院患者延べ数と表記されるのが一般的です。

計算式 入院患者延べ数 = 在院患者延べ数 ＋ 退院患者（死亡患者含む）

　１日平均入院患者数は、病院の規模や稼働状況を示す重要な指標の一つです。適切な算出方法を用いて、正確な数値を把握することが求められます。

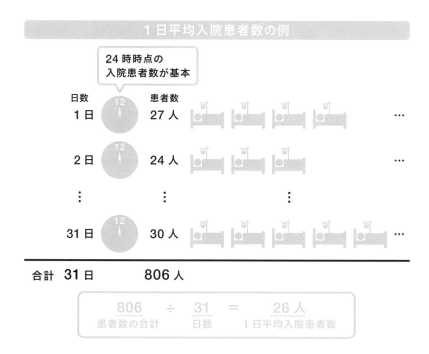

１日平均入院患者数の例

24 時時点の
入院患者数が基本

日数	患者数		
1 日	27 人		...
2 日	24 人		...
⋮	⋮	⋮	
31 日	30 人		...

合計 31 日　　806人

806	÷	31	=	26 人
患者数の合計		日数		1 日平均入院患者数

Part 3
病院の機能性を分析する

1日平均外来患者数

外来患者数が病院の収益に与える影響

重要度　★★★　　　難しさ　★★

計算式　$\dfrac{外来患者延べ数}{外来営業日数（月または年）}=$　　　人

1日平均外来患者数とは

1日に何人の外来患者が受診したかの平均を示します。病院の外来診療の規模や稼働状況を示す重要な指標の一つです。上の計算式を使って正確な数値を算出することで、病院運営の効率化や適切な資源配分に役立てることができます。

外来患者延べ数の内訳

外来患者延べ数は、初診患者、再診患者、往診患者、巡回診療患者の合計になります。なお、患者が二つの診療科を受診し、それぞれのカルテが作成された場合には、各診療科での患者数としてカウントされます。

外来営業日数の計算

外来営業日数は、年間の日数から、日曜日、国民の祝日、休日および年末年始の各3日間を除いた日数が一般的となります。ただし、病院によって休業日の設定が異なる場合もあるため、自院の設定日数に合わせることが必要になります。

1日		0人	休業日	…

2日　合計 421人
- 内科 50人　内科
- 皮膚科 30人　皮膚科
- ⋮

= 同じ人が来ても1人と数え直す

30日		0人	休業日	

31日　572人　…

合計 31日　　1万3950人

1万3950人 ÷ 31日 ＝ 450人
患者数の合計　　日数　　1日平均外来患者数

Column

近年の外来診療の動向

　近年、国の方針により200床以上の病院では外来患者を抱え込まないことが推奨されています。これは、医師の過剰な負担の軽減と、また入院設備を多く持つ病院では、外来機能より入院機能に医師の労働力をシフトさせることを目的としています。ただ、かかりつけ医との機能分化の推進は重要ですが、外来診療収益は病院の経営に大きく影響することもあり、赤字の病院が入院収益を主とした経営を目指すのも実際には難しい面もあります。経営的には、外来の診療単価が高くなり患者数が減るのが理想ともいえます。

40 病床利用率

びょうしょう り ようりつ

病床資源の有効活用が収益アップのカギ！

重要度 ★★★   難しさ ★★★

計算式 $\dfrac{在院患者延べ数}{病床数 \times 日数（月または年）} \times 100 = \qquad \%$

病床利用率とは

24時時点の在院患者数から、病床をどの程度利用していたかを示す割合です。

病床利用率の重要性

病床利用率は、診療報酬や病院報告などの各種届出に使用される重要な指標です。経営指標として活用する場合には、各病棟の数値を把握することが必要になります。

病院経営を左右する重要な要素の一つですが、病床種別によって目標とする利用率は異なるため、それぞれの特性に応じた検討が求められます。

病床利用率と病院経営

特に、慢性期・回復期などの病床種別においては、病床利用率から空床数をどれだけ減らせるかが、病院経営に大きな影響を与えます。入院単価がほぼ変わらず、入院単価を大幅に上げることができないため、固定費と変動費以上に収益を上げるためにはどのくらいの病床稼働が必要

になるのかは把握しておきましょう。

　病床利用率を適切に管理し、空床数を最小限に抑えることが、病院経営の効率化につながります。

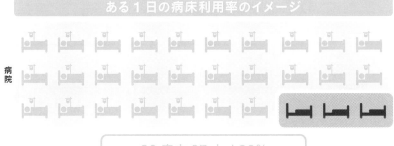

ある1日の病床利用率のイメージ

病院

30床中27人⇨90%

Column

病床利用率と病床稼働率の違いを理解しよう

▍病床利用率と病床稼働率の違い

　病床利用率は、24時時点の病床がどれだけ使われているかを示します。一方、病床稼働率は、その日に退院した患者が含まれるので実際にどのくらい使われていたかを表します。退院した患者さんも計算に含めるので、実際の病棟の業務量も把握しやすく、より看護管理をするうえで病院全体から個々の病棟の特徴を把握しやすいと思います。

▍病床管理における病床利用率と病床稼働率の役割

　経営的には、できるだけ多くの患者さんに病床を使ってもらうことが大切なので、病床利用率を高めることが重要です。しかし、実際の現場を把握するうえでは、病床稼働率も見ておく必要があります。特に、入院と退院が頻繁に繰り返される急性期病棟などでは、病床稼働率を確認することで、スタッフの実際の業務量をより正確に把握できます。

41

病床稼働率

効率的な病床運用で収益最大化

重要度 ★★★　　　　難しさ ★★★

計算式　$\dfrac{\text{在院患者延べ数} + \text{退院患者数}}{\text{病床数} \times \text{日数（月又は年）}} \times 100 = \qquad \%$

病床稼働率とは

入院患者延べ数から病床の稼働状況を計算する指標です。病床利用率とは異なり、「在院患者延べ数 + 退院患者数（死亡患者含む）」を用いて算出します。

看護が実際にかかわる入院患者は、24時時点の患者さんだけではなく、その日に退院した患者さんも含まれるため、退院患者を含めた延べ人数によって計算する病床稼働率も指標として必要になります。

病床稼働率の特徴

入退院の数が多くなれば、病床稼働率は100%を超えることもあります。急性期病床などの入退院数が多い病棟では、病床利用率が低く見えることがありますが、病床稼働率を用いることで、医療・看護を提供した実際の状況を把握することができます。

また、病床利用率が高くても入退院が少なく患者の回転が少ない病棟と、若干病床利用率が低くても入退院が多く回転が高い病棟もあるので、病棟の機能や業務を把握するためには病床稼働率も把握しておかなければなりません。

経営目標

　病床稼働率は、病院経営において非常に重要な指標です。この指標は、経営目標の検討に役立ちます。病床利用率だけでなく、病床稼働率も考慮することで、より正確な業務量の把握が可能となり、適切な経営戦略の立案につながります。

　特に、看護管理者が一般病棟などの業務量を把握する際には、病床稼働率を活用することも必要です。この指標を用いることで、病院全体から個々の病棟の実情に合わせた適切な人員配置や業務改善を行うことができます。入退院が多い病棟など、病床の回転によって業務量が異なる場合は、その違いを把握することが必要です。

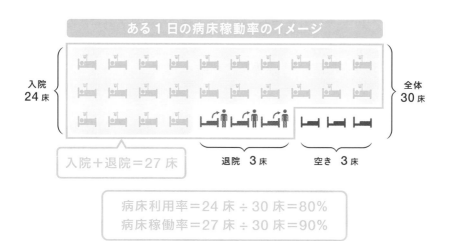

ある1日の病床稼動率のイメージ

入院
24床

全体
30床

入院＋退院＝27床

退院　3床

空き　3床

病床利用率＝24床÷30床＝80%
病床稼働率＝27床÷30床＝90%

42

病床回転数
びょうしょうかいてんすう

限りある病床をどこまで活用できるか

重要度 ★　　　　難しさ ★

計算式 $\dfrac{365}{平均在院日数} = $ 　回

病床回転数とは

病床回転数は、1 つの病床で年間に何人の患者が利用できるかを示す指標とされています。ただし、実際の入院患者数が直接反映されているわけではないため、計算式からは 1 つの病床で受け入れ可能な入院患者数を示す指標として、最大何人の患者が受け入れられるか、というように使う方がわかりやすいかもしれません。

病床回転数の活用方法

平均在院日数から、満床の場合に病院が年間で受け入れられる最大新入院患者数や、平均在院日数を 1 日短縮した場合に増やせる新入院患者数などを算出するのに有効です。

急性期病院における病床回転数の重要性

特に急性期病院にとって、入院患者の回転数が高いことは、入院患者の確保につながり、収益増に大きく影響します。

実際の病床回転数

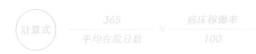

計算式　$\dfrac{365}{\text{平均在院日数}} \times \dfrac{\text{病床稼働率}}{100}$

　最初にあげた計算式に実際の病棟稼働率をかけることによって実際の患者数による病床の回転数が算出できます。平均在院日数だけに左右されることなく、病床を利用した回転数によって効率的な病床の有効活用かつ適切な入退院ができているのかの指標に活用できます。

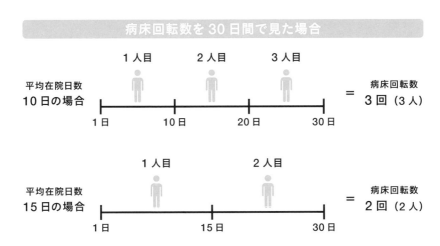

病床回転数を 30 日間で見た場合

平均在院日数
10 日の場合

1 人目　2 人目　3 人目

1日　10日　20日　30日

= 病床回転数
3 回（3 人）

平均在院日数
15 日の場合

1 人目　2 人目

1日　15日　30日

= 病床回転数
2 回（2 人）

入院単価と病床回転数の関係（例）

たとえば、入院日数が長くなると入院単価も下がります。入院単価が高い時点で退院し、新たな入院患者を受け入れられれば、同じ日数でも収益に差が出てきます。

例①は入院単価4万5000円で14日間入院した場合、例②は入院単価4万円で21日間入院した場合を示しています。患者1人当たりの入院収益は例②の方が高いですが、入院単価が高い例①は42日で3回転することができるため、収益に差が生じます。今後の急性期病院には、このような医療のあり方が求められています。

しかし、入院単価が高くても、高い病床稼働率を維持できないと、思ったような収益増にはならないかもしれません。反対に、病床稼働が低くても、入院単価によって入院収益が増えることもあるため、そこが一般病棟の経営は難しいところといえそうです。

例①　入院単価4万5000円で14日間入院した場合

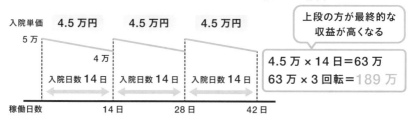

例②　入院単価4万円で21日間入院した場合

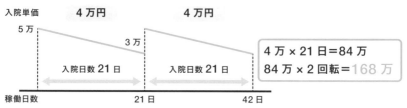

96

43 外来 / 入院比
がいらい にゅういんひ

外来と入院のバランスが病院運営に与える影響

重要度 ★★★　　　難しさ ★★

計算式　　$\dfrac{1 日平均外来患者数}{1 日平均在院患者数}$　$=$

外来 / 入院比とは

　入院患者数に対して外来患者数がどれくらいであるかを表したもので、医療機関の外来医療と入院医療のバランスを示す指標です。数字が大きいと相対的に外来患者が多く、小さいと入院患者が多いことを意味します。この比率から、入院患者にバランスよく医療を提供できる体制かが評価できます。また、適度に患者数を確保できているかも判断できます。

　この指標は、医療機関の機能や特性を理解するうえで重要な役割を果たします。各医療機関は、自院の役割を踏まえつつ、適切な外来 / 入院比の維持に努める必要があります。

厚生労働省の推奨値と医療機関の機能分化

　高度な医療を提供する医療機関では、入院医療を重点的に実施することが求められています。厚生労働省は、このような医療機関の外来 / 入院比の推奨値を 1.5 以下としています。すなわち、高度医療機関では、外来診療よりも入院加療が必要な重篤・重症な患者さんに医療資源を割くのが望ましいとしているのです。

　病床規模が小さい場合は、外来 / 入院比が高くなる傾向がありますが、

医療機関の機能分化を促進するために、この指標が活用されています。

精神科医療における 外来／入院比の傾向

現在、精神科医療においては、入院医療が主となっています。全国的にみても、精神科医療の外来／入院比は年々低下傾向にあります。しかしながら、精神科医療においても、在宅復帰率などが診療報酬の要件として定められるようになってきました。患者自身は在宅へと移行し、訪問看護やデイケアなどを活用しながら、地域全体で包括的な支援を受けられることが求められています。

外来／入院比

外来患者数

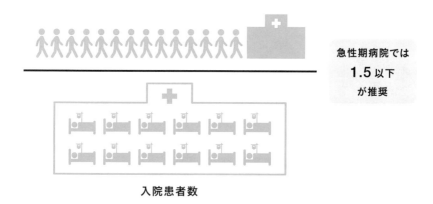

急性期病院では
1.5 以下
が推奨

入院患者数

44

平均在院日数
<ruby>平<rt>へい</rt></ruby><ruby>均<rt>きん</rt></ruby><ruby>在<rt>ざい</rt></ruby><ruby>院<rt>いん</rt></ruby><ruby>日<rt>にっ</rt></ruby><ruby>数<rt>すう</rt></ruby>

在院日数の適正化で効率的な病棟運営を

重要度　★★★　　　　　難しさ　★★★

計算式　$$\frac{在院患者延べ数}{（新入院患者数＋退院患者数）× 1/2}＝数$$

平均在院日数とは

　入院患者の在院日数の平均値を示す指標です。一見すると、平均在院日数は単に「入院患者の在院日数の合計を在院患者数で割ったもの」と考えがちですが、実際には新入院患者数と退院患者数によって変化します。したがって、長期入院患者だけではなく、入院と退院の患者数にも着目しなければなりません。

平均在院日数に影響を与える要因

　長期入院患者がいる場合、分子である在院患者延べ数が多くなり入退院数の分母が増えなくなるため、平均在院日数は長くなる傾向があります。一般病床など、入院基本料で平均在院日数が要件化されている場合は、常にこの数値をモニタリングする必要があります。

除外患者の扱い

　在院患者延べ数には、保険診療外や診療報酬上で定められた除外患者が含まれています。平均在院日数を算出する際には、これらの対象数を在院患者延べ数から減じる必要があります。

平均在院日数の重要性

　平均在院日数は、医療機関の効率性や患者の治療状況を評価するうえで重要な指標です。また、入院基本料などの縛りもあるため病院経営にも影響し、適切な入院管理と退院支援により、患者にとって最適な平均在院日数を維持することが求められます。

ある病院の 1 か月の入院をイメージすると…

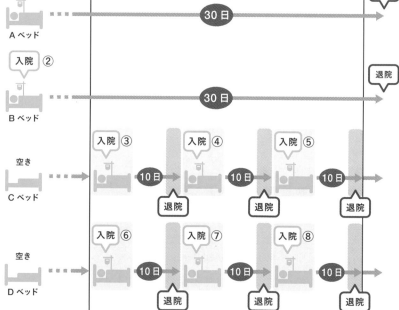

$(30 日 × 2 人) + (10 日 × 6 人) = 120 人$（在院患者延べ数）

1 日ごとにベッドにいた人を数える

$(新入院患者 6 人 + 退院患者 6 人) × \dfrac{1}{2} = 6 人$

$120 ÷ 6 = 平均在院日数 20 日$

45

患者1人当たり入院収益

入院患者の収益性を把握し、収益アップに生かす

重要度　★★　　　　　　難しさ　★★

計算式　$\dfrac{入院収益}{新入院患者数} =$ 　　円

患者1人当たり入院収益とは

　1人の患者が入院から退院までに生み出した入院収益を示す指標です。この指標は、上の計算式で求められます。

　この指標は、あまり頻繁に活用されることはありませんが、病棟種別や診療科ごとの収益性を比較するうえで役立ちます。

病棟種別による
患者1人当たり入院収益の傾向

　一般病棟では、入院単価（＝患者1人1日当たり入院収益、p. 103）が高くても、平均在院日数が短いことが多いです。一方、慢性期の病棟では、入院単価が低くても、平均在院日数が長くなるため、患者1人当たり入院収益が高くなる傾向があります。

　慢性期病院ではあまり活用されないかもしれませんが、一般病棟では、病名によって1回の入院でいくらの収益が見込めるのかという活用もできます。さらに、クリニカルパスと連動させて、おおよその入院収益を予測しておくことも役立つかもしれません。

患者 1 人当たり入院収益の目安

　患者 1 人当たり入院収益は、入院単価と平均在院日数を掛け合わせることで、おおよその目安を立てることができます。ただし、より正確な分析のためには、診療科別や病棟種別ごとに指標を作成することが必要です。

　さらに、疾患別に平均値を見ることで、病院の機能や地域性、規模に応じて、集客するターゲットや目標数を設定することも有効な手段です。

　医療機関は、患者 1 人当たり入院収益を適切に把握し、収益性の向上に努めることが求められます。

患者 1 人当たり入院収益

入院収益

患者 1 人につき
いくら入院による
収益を得ているか

Column

日米の違い

　アメリカにおける入院費の支払いは DRG /PPS といい、疾患ごとに 1 回の入院費の総額が決まります。病院によって入院日数や医療内容に違いがあっても金額は固定になるため、早く退院ができ入院の回転数が上がると、入院収益幅が大きくなります。日本の DPC では入院中は日々定額の収益がありますが、今後日本もそのような支払い制度に変換されるのかが注目です。

46 患者1人1日当たり入院収益（入院単価）

入院単価の増減が収益に直結

重要度 ★★　　　難しさ ★★★

計算式　$\dfrac{\text{入院収益}}{\text{在院患者延べ数}} = $　　円

患者1人1日当たり入院収益とは

入院収益を在院患者延べ数で割ることで算出される指標です。この指標は、「入院単価」として円で表示されることが一般的ですが、診療報酬上の点数で示す場合は「日当点」と呼ばれます。

入院単価は、患者1人の1日当たりの入院収益を示しており、医療機関の収益性を評価するうえで非常に重要な指標の一つです。

入院単価と急性期医療の関係

一般病床での入院単価は、急性期としての役割を果たせているかどうかの目安になります。

急性期医療では、重症度や医療・看護必要度が高い患者に対して集中的な治療を提供するため、高度な医療設備や専門性の高い医療スタッフが必要であり、入院単価も高くなる傾向があります。

つまり、入院単価の高さは、医療機関が急性期医療に必要な資源を投入し、集中的な治療を提供していることを示唆しているのです。

入院単価を活用した病床種別の選択と見直し

　医療機関は、自院の機能や地域のニーズに応じて、適切な病床種別を選択する必要があります。病床種別ごとに、診療報酬上の入院基本料や施設基準が異なるため、入院単価も大きく異なります。たとえば、急性期医療を提供する一般病床と、長期療養を提供する療養病床では、入院単価に大きな差があります。

　医療機関は、入院単価などを参考にしながら、自院の役割や経営的な観点から、最適な病床種別を検討します。入院単価の推移を分析することで、現在の病床種別が見合っているのか、病院機能を判断し、必要に応じて病床種別の変更や施設基準の取得などを検討することも重要です。

DPC制度下における入院単価

　病院の診療報酬の算定方法には、出来高払いとDPC方式があります（p.35コラム参照）。DPCの場合、病名ごとに1日当たりの定額点数が決められています。入院単価を高めるには、より高い定額点数が算定できる疾患の患者を集めることも一つの方法ですが、手術件数やリハビリテーションなどの出来高払い部分で収益を上げることも一つの方策です。

　リハビリテーションの提供は、患者の回復力向上や入院日数の短縮など、患者にとってもより良い医療サービスができ、病院経営や運営に大きく貢献します。ただし、回復期リハビリテーションでは一部に上限が定められているため、過剰なリハビリテーションではなく、個々に適正な提供を心がける必要があります。病院と患者のどちらにも有益なWin-Winの関係を目指すことが重要です。

　経営的な観点から見ると、リハビリテーションは主に人件費で構成され、多額の医療機器を必要としないため、他の医療行為と比べて利益率が高い可能性があります。

47

患者1人1日当たり入院収益（室料差額除く）

本来の医業から入院収益の本質を見極める

重要度 ★★★   難しさ ★★★

計算式 $\dfrac{入院収益 - 室料差額収入}{在院患者延べ数} = $ _____ 円

Part3 病院の機能性を分析する

患者1人1日当たり入院収益（室料差額除く）とは

入院収益から室料差額収益（p.29）を除いた、入院診療収益のみで計算される指標です。

医療・看護の提供に基づく入院単価

この指標は、実際の医療・看護を提供した入院収益を反映するため、病棟ごとの室料差額の影響を受けない入院単価となり、より医療を提供した純粋な入院単価となります。

室料差額の特性と要件

室料差額は、医療の内容には直接影響を与えない収益ですが、病院の設置主体による室料差額の病床数の上限や、室料差額を徴収するための要件があります（p.29 参照）。これらの規定を理解しておくことが重要です。

48 患者1人1日当たり 外来収益（外来単価）

外来単価から外来数だけではない外来収益を最大化

重要度 ★★★　　　難しさ ★★★

計算式　　$\dfrac{外来収益}{外来患者延べ数} =$ 　　円

患者1人1日当たり外来収益（外来単価）とは

1人の外来患者の1回の診療で得られた収益を表す指標です。この指標は、外来単価とも呼ばれ、入院単価と同様に使用されます。

外来単価の重要性

外来の診療報酬は出来高払いとされているため、DPC（p.33）を導入している場合、入院前に必要な処置・検査などをどの程度外来で実施できるかが重要です。これにより、入院日数を短縮させることが可能になり、入院中の包括される部分が軽減されます。

近年、かかりつけ医が推奨されており、200床以上の病院では外来数を減少させることで、入院医療を中心とした医師の負担軽減を含めた、効率的な外来機能の運営が求められています。

しかし、病院収益における外来収益の割合は高いため、ただ単に外来患者を減らすだけではなく、外来単価を増額させつつ外来数を減少させなければ、病院経営に大きな影響を与えてしまうでしょう。

外来単価の管理

　病院経営は、外来単価の動向を注視し、適切な運営・管理を行うことが必要です。外来単価を向上させるためには、以下のような取り組みが考えられます。

適切な診療報酬の算定

　診療報酬の適切な算定により、外来収益の増加を図ることも必要です。1人当たりの外来単価を向上させるためには処置、検査の他に、加算で算定できる項目が漏れないようにすることも重要です。

効率的な診療体制の構築

　診療の効率化により、外来に費やす時間を確保し待ち時間の短縮も含め患者満足度を高めつつ、外来単価の向上と医療サービスの提供を目指します。

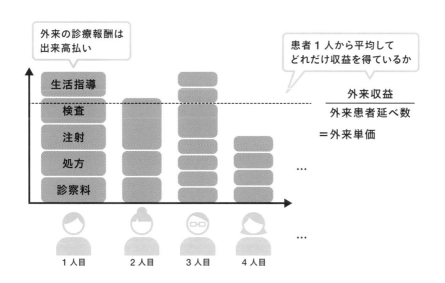

紹介率
しょうかいりつ

地域医療連携の強化で収益アップ

重要度 ★★★ 　　　難しさ ★★★

 計算式 $$\frac{(紹介患者数 ＋ 救急患者数)}{初診の患者数} \times 100 = \qquad ％$$

紹介率とは

他の医療機関から紹介された患者と救急患者の合計が、初診患者全体に占める割合を示す指標です。この指標は、地域医療における連携体制の機能性を表し、高度医療を患者が必要な時に提供できているかを評価するために用いられます。

紹介率に関係する数値

ただし、この計算式は医療法や診療報酬の要件によって変更される場合があります。

以下の数値が、紹介率の計算に関係します。

- 文書による紹介患者数
- 紹介した患者数
- 緊急的に入院し治療を必要とした救急患者数
- 初診患者数
- 休日・夜間に受診した救急患者数

初診患者の定義と収益への影響

初診患者の定義は、病院によって異なる場合があります。地域支援病院の承認を得るために、初診患者の分母を調整することもできます。

保険診療における初診と再診の扱い

保険診療では、以下のような取り扱いがなされています。

- 3か月以内の再受診は再診料となる
- 4か月以上でも予約診療の場合は再診料となる
- 以前に受診してから1か月以上自己判断で受診しなければ、初診として扱われる場合がある

Column

地域医療支援病院における紹介率・逆紹介率の要件

- -

主な機能

紹介患者に対する医療の提供（かかりつけ医等への患者の逆紹介も含む）・医療機器の共同利用の実施・救急医療の提供・地域の医療従事者に対する研修の実施。

承認要件

開設主体：原則として国、都道府県、市町村、社会医療法人、医療法人等・紹介患者中心の医療を提供していること。具体的には、次のいずれかの場合に該当すること。ア）紹介率が80%以上であること、イ）紹介率が65%以上であり、かつ、逆紹介率が40%以上であること、ウ）紹介率が50%以上であり、かつ、逆紹介率が70%以上であること・救急医療を提供する能力を有すること・建物、設備、機器等を地域の医師等が利用できる体制を確保していること・地域医療従事者に対する研修を行っていること・原則として200床以上の病床、及び地域医療支援病院としてふさわしい施設を有すること、など。

50 逆紹介率

ぎゃくしょうかいりつ

地域医療機関との信頼関係が収益の源

重要度 ★★★　　　難しさ ★★

計算式　　$\dfrac{逆紹介件数}{初診患者数} \times 100 = \qquad$ %

逆紹介率とは

病院から他の医療機関に紹介した患者数が、初診患者数に対してどの程度の割合であるかを示す指標です。

地域医療連携における逆紹介率の重要性

この指標は、高度医療を提供する病院に外来患者が集中しないようにするために重要であり、「かかりつけ医」の推進状況を評価するために用いられます。大病院が外来患者を抱え込むことなく、患者の治療状況や継続医療に適した地域の医療提供体制を確保することが求められています。逆紹介率は、地域連携が適切に実施されているかを評価するうえで重要な指標となります。

地域支援病院の承認要件における逆紹介率

地域支援病院の承認要件を満たすためには、紹介率と同様に逆紹介率も重要な指標となります。

逆紹介率を向上させるために

以下のような取り組みが考えられます。

地域の医療機関との連携強化

地域の医療機関と積極的に連携し、患者の紹介・逆紹介を円滑に行うことが重要です。各医療機関は、それぞれの機能に見合った役割を果たすことが求められます。

患者情報の共有

紹介元の医療機関と患者情報を適切に共有し、継続的な医療を提供することが必要です。今後は医療 DX が推進されているので、地域や施設間のネットワークを活用した情報共有による医療サービスが求められています。

患者教育の実施

患者に対して、病状に応じた適切な医療機関の選択や、かかりつけ医の重要性について情報を発信し、理解を得ることも必要不可欠です。

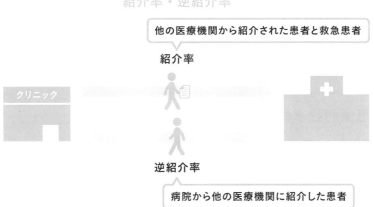

紹介率・逆紹介率

他の医療機関から紹介された患者と救急患者

紹介率

クリニック

逆紹介率

病院から他の医療機関に紹介した患者

51 医業利益率

病院運営の収益性を示す重要指標

重要度 ★★★   難しさ ★★★

計算式 $\dfrac{医業利益}{医業収益} \times 100 = \qquad \%$

医業利益率とは

医業収入に対してどのくらいの割合で利益があったのかを示す指標です。この指標は、本業である医療サービスの提供によって、どの程度の利益が得られているかを評価するために用いられます。医業利益率は、病院経営の健全性を評価するうえで重要な指標の一つです。

病院経営における医業利益率の目安

一般企業では、利益率が5〜10％以上であれば経営状況が良好であるとされています。しかし、病院経営においては、医業利益率は黒字の病院でもおおよそ3％程度が平均になります。しかし、多くの病院は赤字であるのが現状です。

医業利益率の具体例

たとえば、医業収益が100万円の病院で、医業利益率が3％の場合、医業利益は3万円になります。反対に、3万円の物品を臨時で購入するためには、単純計算で100万円の医業収益がないと3万円を生み出すことができません。

赤字経営回避のための
医業利益率管理

　近年、赤字経営の病院が増加しているため、医業利益率をマイナスにならないように管理することが重要です。医業利益率を向上させるためには、以下のような取り組みが考えられます。

収益の増加

　患者の獲得、適切な診療報酬のランクアップや加算の算定、医療の提供量を増加することなどにより、医業収益を増加させます。

費用の削減

　材料費、人件費、委託費などの固定費である医業費用を適切に管理し、無駄がないかを検討して費用を削減します。

効率的な運営

　病床利用率の向上や、在院日数の適正化などにより、効率的な医療を提供し、病院運営を行います。

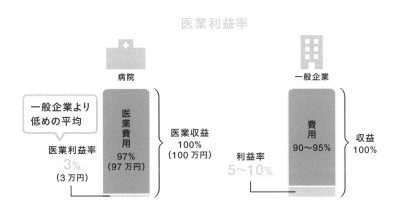

医業利益率

病院　　　　　　　　　　　一般企業

一般企業より低めの平均

医業利益率 3%（3万円）

医業費用 97%（97万円）

医業収益 100%（100万円）

利益率 5〜10%

費用 90〜95%

収益 100%

52 経常利益率

安定した病院運営の指標

重要度 ★ ★ ★　　　　難しさ ★ ★ ★

計算式　$\dfrac{経常利益}{経常収益} \times 100 = \qquad \%$

経常利益率とは

医業収益と医業外収益を合わせた収益全体が経常収益であり、それに対する経常利益の割合を示す指標です。経常利益は、医業利益に医業外収益を加え、医業外費用を差し引いたものです。

医業利益率との比較

経常利益率は、医業外収益を含むため、基本的には医業利益率よりも高くなるか、同等になる傾向があります。

新型コロナの影響と経常利益率

2020年の新型コロナウイルス感染症の影響により、国や県、自治体からの補助金などが支給されたため、経常利益率が上昇した病院も多くありました。しかし、それ以降は経常利益率が減少傾向にあります。

補助金制度が終了したことにより、本来の医業利益率に着目した経営目標に切り替えることが必要となります。つまり、補助金に頼らない、自立した病院経営を目指すことが重要です。

経常利益率と安定性の関係

経常利益率は、病院経営の全体的な収益性を評価する指標ですが、医業外収益に大きく依存している場合、本業の収益性が見えにくくなる可能性があります。医業外収益は、補助金や資産運用収益など、必ずしも安定的とは限らない収益源であるため、過度な依存は避けるべきです。

医業利益率と経常利益率のバランス

病院経営者は、医業利益率と経常利益率の双方から、安定的な経営を目指すことが求められます。具体的には、以下のような取り組みが考えられます。

医業利益率の向上

基本は病院の本業である医業収益の増加と費用の削減により、医業利益率を向上させることに着目します。

医業外収益の適切な管理

補助金などの医業外収益を適切に活用し、過度な依存を避けながらも、補助金制度を有効に活用することも重要になります。

経常利益率

? % ── 経常利益

経常収益に対する
経常利益の割合

医業費用

医業収益

経常収益

医業外費用

医業外収益

費用

収益

115

53

<ruby>人<rt>じん</rt></ruby><ruby>件<rt>けん</rt></ruby><ruby>費<rt>ひ</rt></ruby><ruby>率<rt>りつ</rt></ruby>

適正な人件費管理が病院運営のカギ

| 重要度 | ★ ★ ★ | 難しさ | ★ ★ ★ |

計算式 $\dfrac{給与費（もしくは人件費）}{医業収益} \times 100 = \qquad \%$

人件費率とは

医業収益に対する人件費（役員報酬を含む）の割合を示す指標です。この指標は、病院の売上に対して、どの程度の人件費が支払われているかを評価するために用いられます。

病院種別による人件費率の傾向

急性期病院

急性期病院は、従業員数が多いため人件費の総額は高くなりますが、医業収益も高いため、人件費率は比較的低く見える傾向にあります。

慢性期病院

慢性期病院は、従業員数が少ないため人件費の総額は低くなりますが、医業収益も低いため、人件費率は高く見える傾向にあります。

平均的な人件費率

● 急性期病院：50〜55％程度とされています。
● 慢性期病院：60％前後とされています。

人件費率の適正化

人件費率が高い場合、以下のような方法で適正化を図ることができます。

人材の適正化

人材を減らすことによって人件費を削減するのが最も効果はあるのかもしれませんが、病床数や患者数など病院の機能に応じた必要従業員数をあらかじめ設定したうえで、採用活動を行い、人材の確保に努めます。

医業収益の増加

分母である医業収益を高めることで、生産性を上げ、適正な人件費率を達成します。人件費に対して適正な医業収益が確保できなければ人件費率は高く見えることになります。

人件費率

急性期病院 ・ 慢性期病院

人件費の総額は高いが医業収益も高いため人件費が低く見える

急性期病院の方が医業収益が高い

人件費の総額は低いが医業収益も低いため人件費が高く見える

人件費 50%
そのほかの費用、利益など
医業収益 100%

人件費 60%
そのほかの費用、利益など
医業収益 100%

54 材料費率

材料費の適正化で利益改善

重要度　★★★　　　　　難しさ　★★

計算式　$\dfrac{材料費}{医業収益} \times 100 = \qquad \%$

材料費率とは

　医業収益に対する材料費（p.42）の割合を示す指標です。この指標は、病院の売上に対して、どの程度の材料費が発生しているかを評価するために用いられます。

病院種別による材料費率の傾向

急性期病院

　急性期病院では、高額な医療材料を使用することが多いため、材料費率は高くなる傾向にあります。

慢性期病院

　慢性期病院では、急性期病院に比べて高額な医療材料の使用が少ないため、材料費率は低くなる傾向にあります。

材料費率の変動要因

材料費率は、以下のような要因によって変動します。

材料費の増減

売上が増加すると、材料費は比例して高くなるのが一般的です。つまり、材料費が増加しても、売上が伸びれば、材料費率は大きく変化しないことがあります。

医業収益の増減

医業収益が上がらなくても材料費が増えた場合や、材料費が一定でも医業収益が減少すれば、材料費率は上昇します。その場合、どのような要因があったのかを探る必要があります。

材料費率

● 病院種別で傾向が変わる

急性期病院

材料費が
高額なため
高くなりやすい

材料費

そのほかの
費用・利益
など

医業収益
100%

慢性期病院

急性期病院に
比べて
低くなりやすい

材料費

そのほかの
費用・利益
など

医業収益
100%

材料費率の管理

材料費率を適正に管理するためには、以下のような取り組みが考えられます。

材料費の適正化

安全、安心、かつ安価な医療材料を適切に選択することを日常的に行い、無駄な材料費の高騰を防ぎます。

医業収益とのバランス

医業収益と材料費率が適正に連動しており、支出が増えた分、収益も増加しているのか適正に管理します。

材料費率の要因分析

材料費率が上昇している場合、その要因を分析し、適切な対策を講じます。近年の傾向として、医療安全や感染対策など直接的には収益につながらない材料費の増加や、値上げによる高騰などがあるため、材料費の増加分を把握・管理することが必要になります。また、医療材料は輸入品も多いため、円安などの影響を受けやすく、病院経営に影響を及ぼすこともあります。

55 経費率

けいひりつ

経費の効率的な管理が利益に直結

重要度 ★★　　　　　難しさ ★★

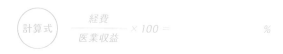

計算式　$\dfrac{経費}{医業収益} \times 100 =$　　　　　%

経費率とは

医業収益に対する経費の割合を示す指標です。この指標は、病院の売上に対して、どの程度の経費が発生しているかを評価するために用いられます。

経費の種類と特徴

経費には、大きく分けて「固定費」と「変動費」の2種類があります。

固定費

病院運営に必要な費用で、医業収益にかかわらず一定の金額が発生するのが「固定費」です。これはたとえ売り上げが0円になったとしても支払わなければならない金額です。

変動費

医業収益に応じて変動する費用で、患者数や診療行為の増減に応じて変化します。

経費率の管理と利益への影響

経費率を適正に管理することは、病院の利益を確保するうえで重要です。ただし、経費削減を進める際は、医療の質や患者サービスを低下させないよう注意が必要です。

経費率を下げるには、以下のような方法が考えられます。

経費の削減

固定費や変動費を見直し、無駄な支出を削減することで、経費率を下げることができます。固定費は売上に関係なく発生するため、設備、家賃、光熱費などについて、常に削減の余地があるか検討することが必要です。固定費を下げることができれば、病院経営の安定性に大きく影響します。

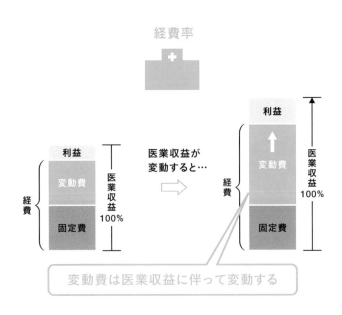

医業収益の増加

　医業収益を増加させることができれば、経費率を下げることができますが、固定費が変わらなくても変動費が上がるので、収益に対して適正な割合であるかを確認することが必要になります。

経費率の分析と改善

　経費率を分析する際は、固定費と変動費に分けて評価することが重要です。固定費が高い場合は、設備投資や価格の交渉などを検討し、変動費が高い場合は、材料の選定や在庫管理の見直しなどを行うことで、経費率の改善を図ることができます。

　また、他院との比較や経年変化を分析することで、自院の経費率の特徴や改善点を明らかにすることができます。

56 委託費率
（いたくひりつ）

業務委託の適正化で業務効率化と収益改善

重要度 ★★　　　　難しさ ★★

計算式 $\dfrac{委託費}{医業収益} \times 100 = \qquad \%$

委託費率とは

医業収益に対する委託費（p.51）の割合を示す指標です。この指標は、病院の売上に対して、どの程度の委託費が発生しているかを評価するために用いられます。

業務委託の目的

病院では、以下のような目的で業務委託を行っています。

人件費の削減

給食、清掃、設備管理などの業務を外部に委託することで、人件費を削減することができます。また、委託内容によっては機器などを業者が負担することもあり、機器購入の負担減や、管理費に含まれる消耗品などの負担が軽減されることもあります。

業務効率の向上

専門的な知識や技術を持つ業者に委託することで、自院のスタッフで

実施するよりも高度な専門知識や最新の技術を活用でき、業務の質を維持しつつ、効率化を図ることができます。

委託費率と人件費率の関係

　業務委託が増えることによって、人件費率は低下し、委託費率は上昇します。業務委託により人件費以上の金額は発生しますが、一部の運営の簡素化や経理上の手間が省けるほか、人材確保などの労力が削減できるなど、メリットも多くあるため、病院の経営に大きな影響がないように検討することが必要になります。ただし、委託費率が過度に高くなりすぎると、病院の利益に影響を及ぼすことがあるので、慎重に検討する必要があります。

適正な委託費率の検討

　適正な委託費率は、病院の規模や機能によって異なります。以下のような点を考慮しながら、適正な委託費率を検討する必要があります。

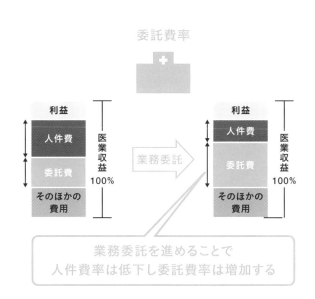

業務委託を進めることで
人件費率は低下し委託費率は増加する

人件費率とのバランス

人件費率と委託費率の両者のバランスを考慮しながら、固定費の増加が利益に影響しないかを検討します。自院で行う場合とどちらが効率的なのかも検討する必要があります。

委託業務の品質

委託業務の品質を維持・向上させつつ、適正な医療サービスを維持しながら委託費率を適正な水準に保ちます。一方で、委託会社は契約内容に準じて業務内容を遂行しています。必要性の低い業務が含まれていないかなど、契約内容にムダがないかも検証しなければなりません。

他院との比較

同規模、同機能の病院と委託費を比較し、自院の委託費率の妥当性を評価します。同規模の病院間でも、委託管理費に違いがある可能性があるため、他院とのベンチマークを行い、自院の委託費率の適正性を確認することが重要です。

57 減価償却費率
げん か しょうきゃく ひ りつ

設備投資の効果を適切に評価し経営を圧迫しない

重要度 ★★★　　　　難しさ ★★★

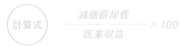

計算式 　　$\dfrac{減価償却費}{医業収益} \times 100 = \qquad \%$

減価償却費率とは

　この指標は、病院が保有する有形固定資産の減価償却費（p.55）が、医業収益に対してどの程度の割合で支出になっているかを評価するために用いられます。

減価償却の方法と減価償却費率への影響

　減価償却の方法には、主に「定率法」と「定額法」の2種類があります。どちらの方法にするかにより、減価償却費率にも影響します。

定率法

　耐用年数の初期に多くの減価償却費を計上し、年数が経過するにつれて減価償却費が減少する方法です。新たな有形固定資産の取得がなければ、減価償却費率は年々低下します。

定額法

　耐用年数にわたって均等に減価償却費を計上する方法です。有形固定資産の取得が多く続く場合、医業収益の伸びが減価償却費の増加に追いつかないことがあります。その結果、減価償却費がずっと定額で計上されるために率が上昇することもあります。

　病院の場合、一時的な減価償却費の費用増額により大赤字に見えないようにこの定額法を活用することもできますが、耐用年数全体で計上される減価償却費の総額は変わりません。反対に、定額法であれば毎年の金額が一定であるために、資金計画が立てやすいメリットがあります。

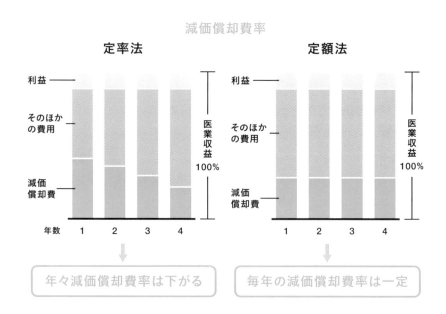

減価償却費率

減価償却費率の管理

　減価償却費率を適正に管理するためには、以下のような取り組みが考えられます。減価償却費は固定費に含まれ、経営に大きく影響しますので、減価償却費率は適正に管理する必要があります。

設備投資の計画的実施

　長期的な視点に立った設備投資計画を策定し、収益に見合った投資をします。短期間で集中的に設備投資を行うと、減価償却で分割して計上するとはいっても、費用増となり収支バランスを崩しかねません。

医業収益の増加

　投資した費用に見合う分だけ医業収益を増加させることで、減価償却費率を適正なバランスに維持します。機器や設備を導入したのであれば、患者増や業務効率の改善などによって収益も増加させる必要があります。

減価償却方法の選択

　自院の状況に合った減価償却方法を選択し、減価償却費率の変動を管理します。定額法、定率法それぞれのメリット・デメリットとともに、今後の設備投資計画や長期的な収益の見込みなどをもとにして判断する必要があります。

　適正な設備投資と医業収益の維持・増加を両立させることで、減価償却費率を適正な水準に維持し、病院の財務健全性を確保することができます。

58 従事者1人当たり年間医業収益

スタッフの生産性が病院の収益力に直結

重要度 ★　　　難しさ ★★

計算式　　$\dfrac{医業収益}{年間平均従事者数} = $ 　　円

従事者1人当たり年間医業収益とは

病院の生産性を評価する指標の一つです。この指標は、1人の従事者がどの程度の医業収益を生み出しているかの平均を示します。

生産性の評価と人員配置

従事者1人当たり年間医業収益が高いほど、従事者の生産性が高いことを示しています。この指標を用いることで、以下のような点を評価・検討することができます。

適正な人員配置

各部門の従事者1人当たり年間医業収益を比較し、人員配置の適正性を評価します。生産性の低い部門に多くの人員が割かれていれば、業務効率を改善して少ない人数で維持できるのかを判断し、生産性の高い部門へ人員を増員できるのかを検討します。

適正な従事者数

従事者数の増減と医業収益の関係を分析し、適正な従事者数を判断します。

従事者のパフォーマンス管理

従事者１人当たり年間医業収益を維持・向上させるためには、従事者それぞれのパフォーマンスを管理する必要があります。以下のような取り組みが考えられます。

教育・研修の充実

従事者のスキルアップを図り、生産性や質の確保、タイムマネジメントを向上させます。教育の拡充や研修の実施にも費用がかかりますが、スキルアップによる生産性の向上がその費用を上回れば、病院の収益にとってプラスに働くことになります。必要な対象に対し、適切な教育・研修を実施できるのが望ましいです。

従業者１人当たり年間医業収益

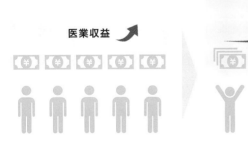

従業員１人当たりの収益

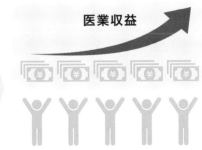

一人ひとりのスキルがアップすると
１人当たりの収益が増加する

モチベーションの維持・向上

　適切な評価と報酬体系により、従事者のモチベーションを維持・向上させます。業務に対する従事者のモチベーションも生産性に大きく影響します。

業務プロセスの改善

　機器の導入や手順の簡素化・マニュアル化などで業務の効率化を進め、ムリ、ムダ、ムラを排除し、従事者の生産性を高めます。

従事者1人当たり年間医業収益と人件費の関係

　従事者1人当たり年間医業収益を高めることは、人件費の適正化にもつながります。ただし、従事者数を減らすことで一時的に従事者1人当たり年間医業収益が増加しても、長期的には医療の質の低下や従事者の負担増加につながる可能性があるので適正な指標の評価が必要になります。

59

労働生産性

ろうどうせいさんせい

従事者の効率的な働き方が収益アップのカギ

重要度　★★　　　　難しさ　★★

計算式

$$\frac{医業収益-（材料費＋経費＋委託費＋減価償却費＋その他の費用）}{年間平均従事者数*}$$

＝　　　　　円

労働生産性とは

　病院の経営効率を評価する指標の一つです。この指標は、1人の従事者がどの程度の付加価値を生み出しているかを示します。病院における付加価値とは、医業収益から諸経費を引いたものを指します。つまり、医業によって生まれた価値のことです。

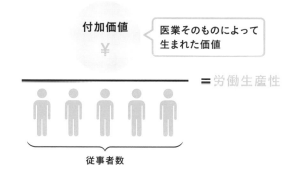

付加価値
¥

医業そのものによって
生まれた価値

＝労働生産性

従事者数

---

*　従事者数は、医師、歯科医師、薬剤師、看護師、准看護師、看護補助者、管理栄養士、栄養士、診療放射線技師、理学療法士、作業療法士のみを対象とします。

付加価値の評価

労働生産性がプラスであれば、病院の本業である医業が効率的に運営されていると判断できます。この指標を用いることで、以下のような点を評価・検討することができます。

経営効率の評価

労働生産性の推移を分析し、経営効率の向上や悪化の要因を特定できます。

部門別の生産性比較

部門ごとの労働生産性を比較し、効率的な部門や改善が必要な部門を特定することもできます。労働生産性の低い部門は、業務の特性上低くならざるを得ない場合もありますが、状況を把握しておく必要はあります。低くなっている原因を特定できれば望ましいでしょう。

生産性向上のための活用

労働生産性を向上させるためには、以下のような取り組みが考えられます。

収益の増加

新たな医療サービスの導入や、診療報酬の適正な算定など、人員に対してどれくらいの収益が最大限に確保ができるかを判断して、医業収益の目標値を設定します。サービス提供増加に伴う収益アップの伸びしろがあるのか診療報酬において目指せるランクアップや加算などがないかなどの取り組みができれば望ましいでしょう。

費用の削減

材料費、経費、委託費などの見直しを行い、無駄な支出を削減します。費用の減少は病院で生み出される付加価値の増加につながるため、一人ひとりの労働生産性が向上することになります。

人員配置の最適化

労働生産性の高い部門には人員の増員も検討し、さらに全体の生産性を向上させることで収益の増加を目指します。反対に労働生産性の低い部門は、業務改善を図るなどして生産性の向上に努めることが必要です。

労働生産性と従事者 1 人当たり年間医業収益の関係

労働生産性と従事者 1 人当たり年間医業収益は、ともに病院の生産性を評価する指標ですが、労働生産性は付加価値に着目しているのに対し、従事者 1 人当たり年間医業収益は収益全体に着目しています。両者を組み合わせて分析することで、固定費に対する評価など、病院の経営効率をより多角的に評価することができます。

60

労働分配率

適正な労働分配で収益と従事者満足度の両立

重要度　★★　　　　　　難しさ　★★

計算式

$$\frac{人件費}{医業収益-(材料費+経費+委託費+減価償却費+その他の費用)} \times 100$$

$$= \qquad \%$$

労働分配率とは

　病院の付加価値に対する人件費の割合を示す指標です。この指標は、病院が生み出した付加価値が、従事者の人件費としてどの程度配分されているかを評価するために用いられます。

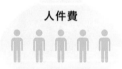

人件費

——————————— ×100 ＝ 労働分配率

付加価値

¥

労働分配率が高い場合

以下のような影響が考えられます。

従事者のモチベーション向上

人件費の割合が高いことで、従事者のモチベーションが向上する可能性があります。

利益への影響

人件費の割合が高すぎると、病院の利益が圧迫される可能性があります。

労働分配率が低い場合

一方、労働分配率が低い場合、以下のような影響が考えられます。

人件費の抑制

人件費の割合を低くすることで、病院の費用を抑えられる可能性があります。しかし付加価値に対して、対価が支払われていないかもしれません。

従業員数の不足

人件費の割合が低すぎると、必要な従事者数を確保できない可能性があります。

適正な労働分配率の維持

病院経営において、労働分配率を適正な水準に維持することが重要で

す。以下のような取り組みが考えられます。

付加価値の向上

　人員配置により医業収益を増加させることができるのか判断し、材料費、経費、委託費などは適切な金額に管理・維持することで、付加価値を向上させます。

人件費の適正化

　業務の効率化や人員配置の最適化により、適正な人件費水準を維持します。

バランスの維持

　労働分配率と利益率のバランスを考慮し、長期的な視点で病院経営を行うために、人材への投資の必要性を見極め、計画的に実行します。

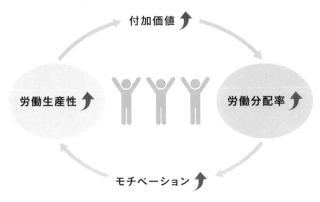

労働生産性と労働分配率の関係

- 付加価値が上がると、労働分配率が上昇し、従業員のモチベーションと労働生産性が向上する
- これにより、さらに付加価値が上がるという正のサイクルが生まれる

付加価値 ↑

労働生産性 ↑　　　労働分配率 ↑

モチベーション ↑

索 引

著 者：工藤 潤

(Office.21・代表／鳳凰会グループ看護本部・本部長 [認定看護管理者])

1990年看護師免許取得。手術室看護師として勤務する傍ら、飲食
店店主を務めた経験を持つ。2000年よりグループ病院の看護部
長・副院長・統括看護部長などを歴任し退職。その後、民間病院
の副院長・看護部長・事業推進本部長などを経て、現在、医療介
護施設のグループ本部に所属しながら、2023年より複数の病院経
営・機能コンサルタントとしての個人事業も始動する。豊富な看
護管理と経営の実践知から、看護師長の立場に立った研修を数多
く行っている。

看護管理者が理解したい病院経営 図解キーワード60　定価(本体1,800円+税)

2024年6月28日　第1版第1刷発行

著 者　工 藤　　潤 ©

発行人　亀 井　　淳

発行所　株式会社 メヂカルフレンド社

東京都千代田区九段北3丁目2番4号

〒102-0073　麹町郵便局私書箱第48号

電話(03)3264-6611　振替 00100-0-114708

https://www.medical-friend.jp

©2024 Medical Friend Co., Ltd.

Printed in Japan　乱丁、落丁本はお取り替えいたします。

ISBN978-4-8392-1701-3 C3047

印刷・製本／シナノ書籍印刷（株）

105023-181